文成天縱

中醫古籍稀見稿抄本輯刊

ZHONGYI GUJI XIJIAN GAO-CHAOBEN JIKAN

李鴻濤 主編

28

廣西師範大學出版社
GUANGXI NORMAL UNIVERSITY PRESS
·桂林·

第二十八册目録

繩孝堂録肘後全書四卷

〔清〕朱尊聖纂

清抄本

繩孝堂録肘後全書四卷

本書爲中醫臨證綜合類醫書，係朱尊聖據劉默《證治百問》，删去發問條目，存其答辨篇論，加以纂輯訂定而成。劉默，字默生，明代醫家，浙江杭州人，明末遷居蘇州。他曾跟隨名醫繆仲醇學醫，懸壺濟世，名噪一時。後專心致力於與弟子劉紫谷、葉其輝等討論醫術，并用三年時間，將師徒間有關醫學知識的問答編成《青瑶疑問》，後經名醫暨校勘家石楷（字臨初）校訂，改名爲《證治百問》，又名《證治石鏡録》。書中對於中風、中寒等六十二個内科雜病的病因與治法用問答形式作了探討和闡論，清康熙十二年（一六七三）由頤志堂刊行。劉氏另著有《本草發明纂要》，已佚。朱尊聖，字隆素，生平不詳。『繩孝堂』當爲朱尊聖齋號，而『肘後書』爲朱氏對劉氏之書的稱呼。

繩孝堂錄附後全書

默生劉先生肘后書目次

繩孝堂録肘后全書卷之一

平江朱尊聖隆耆氏纂

玉峯毛有定靖庵氏閱

中風

中之一字說有而實無說無而又有即余臨症三十年內發者十居八九外中者十之一二以愚見比量中當作射中之中解譬之人中暗箭其力必重其勢必深之義經謂虛邪賊風避之有時以防暗箭之中傷耳至於風之一字若果有外感風邪定有表症之

發熱頭疼惟中風之風字不必拘東南無西北有即有賊風虛邪之所觸者十無一二內為虛風之所致一時暴發者十居八九寔非外來之風邪定有畏風惡寒頭疼体熱等症現矣獨中風之症卒然而發与外感之風邪絕不相干寔裡虛為本外觸為標耳經云人之氣以天地之疾風名之豈於天地之風獨不可以氣言乎然天地之風氣有和風有邪風有賊風為害不一在人之風氣亦有正氣邪氣亂氣為病不等於和風則發育萬物於邪風則摧折剝落於賊

風則傷人致病於正氣則人身藉之以營運百脉於邪氣則表裡因之而受病於亂氣則臟腑犯之而絶生故中風之字當以氣字之義比量原發真類不分亦自晰矣

癱瘓

癱者舉動艱難也瘓者不能移換也經謂營氣與宗氣並行於十二經脉之中導引血脉者也蓋大經之道路左有十二經右有十二經共二十四經皆由督脉所分腹由任脉所界全藉宗營二氣導引血脉得

以流通流通則機関便捷若營衛之氣偏閉於左則左瘓偏閉於右則右瘓於理相合凡氣虛則氣滯而血脉不能運動尽可為死血若血虚則血閉而津液凝結尽可為湿痰不可執左為血右為痰也大凡形體一盛神氣必不能持所以平日間言談則氣短行動則喘如此形氣者常患此症貧賤辛苦之人何敢於酒色且辛勤勞役晝夜匪寧血脉流通机関便利中者甚少舊時天地之氣運融和人禀充足必待衰朽而中今則天地之氣甚薄人禀亦弱兼之調摂失

宜少年亦可中也

先哲有云脾土太過至土實而氣壅痰結使經絡閉塞隧道不通而偏癈者謂之有餘從痰火氣而偏於盛也法從實治新者宜瀉久者宜和遠者宜清補

脾土不及致土薄而氣虛肝木偏勝而尅制血脉枯澁經絡不能貫通而偏癈者謂之不足因氣血兩虛而偏於衰也法從虛治新者宜調久者宜補遠者宜溫補

中腑

若論中腑為有在表諸經不病之理左右各有十二經病則俱病不病則俱不病先聖只言六經者係指足三陽足三陰所関陰蹻陽蹻陰維陽維之六經故有不遂之病第六腑在內經絡在肌理顏色在外宜兼而詳察隨症之虛實新久治之可也

中腑之脉凡脉緩滑或浮滑或滑數有神者易治或弦滑或浮數或洪大者難治總屬有餘以緩法瀉之若兩尺不應寸関搏大而急疾者不治

中腑實脉者浮弦無力為風浮滑不清為痰浮數

有力為火，沉弦有力為氣，沉實有力為便結，沉澁而數為血凝。

若夫實症，則氣壅痰結，口眼歪斜，語言虽清而蹇澁，心境虽明而恍惚，左癱右瘓，亦有四肢不遂，惟麻木而躁動艱難，大便燥結，胸中痞滿，口角流涎，面紅或青，或白，或有汗，或無汗也。

治法　初起一二日間，如胸中痰壅，先宜吐痰，吐後不宜再吐，即以順氣消痰清熱之劑疎利表邪。如大便三五日或久秘者利之。如標病漸緩，七日之

中濟

後。以平劑和之。如三七之後。合以補劑安之。

吐劑　如痰涎潮壅。閉不清者吐之。吐中有疎散之義也。

稀涎散　明礬　枯礬各卞　牙皂炙去皮ネ　各為末。每服一二錢。白湯調服。如探吐不盡再服。吐後即用後方。順氣清熱。省風消痰。不拘氣虛血虛。先服此劑。急治其標。即為瀉耳。

天麻ネ　半夏ネ　橘紅䊢　防風卞　胆星卜　黃芩乎　甘草乎　加竹瀝十匙。薑汁五匙。不拘早晚。日二服。

益天麻爲平肝熄風清痰定暈之聖藥以之爲君半夏豁痰之要品爲臣以胆星使而清之橘紅理氣理痰之必用以枳實佐而利之防風之辛散風解表王芩之枯瀉熱和肝以群品皆走散故以甘草緩之如熱甚加川連耳閉節痛加羌活 防風

以痰之爲中脘實症治標之方也

下劑 如大便以結陽胃不和面紅煩渴重則潤下丸下之輕則滚痰丸下之潤下丸治大腸結熱燥糞艱行者 大黄 黄芩 只實 朴硝 厚朴

中脘

共爲末蜜細丸隨時白滾湯下二三錢如不利再服

滾痰丸　治痰涎否隔熱結便閉上下不通者

沉香五錢　礞石一兩　枯芩八兩　熟軍酒製八兩　共爲末水發丸隨時白湯下二三錢以利爲度

中脘實症平劑之方

天麻一錢　茯苓一錢　半夏一錢半　橘紅一錢　只殼五分　黃芩五分

甘草一錢　秦艽一錢半　菊花五分　牛膝一錢　水姜一片　空心午後服即前方棟去防風之辛枳實之苦胆星之燥

加秦艽牛膝以和血菊花黄芩以清熱茯苓枳殼以補脾胃不補不瀉之平劑也

中腑實症清補之方

天麻錢 茯神錢 秦艽錢半 當歸二錢 車前五分 牛膝錢 菊花五分 橘紅錢 半夏粬錢 甘草三分 姜一片 空心服卽前方減去殼芩而加歸膝艽菊車前以補血清熱平劑也

夫中腑盡脉音脉沉無力為盡沉滑而濡緩為濕痰不利氣滞血少虛微無力為氣血兩盡浮數微

中腑

滑為内熱有痰易治若沉澁不應為氣滞血凝虛弦虛數為血虛内熱浮滑不清為風痰内鼓浮濡無力為營衛不行難治兩尺絶無為下元以絶寸關虛豁而空大真氣以散或竪之搏大孤陽無依按之絶無者死

其症則神情昏倦左癱右瘓面赤氣喘自汗煩燥不思飲食腸鳴泄瀉寢寐匪寧痰聲如鋸口角流涎顏色不定者是也

治法

初則以清劑先理心肺胞次開浮痰逆氣壯

火次則和血清熱寧神調氣兼理痰火則調補氣血遠則大補精神

中腑虛症治標之方

天麻ニ卜　茯苓卜　橘紅半卜　半夏半卜　川芎五ノ　白朮卜

甘草亍　秦艽卜　防風五ノ　薑汁竹瀝各五匙和勻劑

芥手日進二服以其氣虛佐苓朮以補之血虛艽芎和之痰氣不清故君天麻臣橘紅半以風熱未醒故使荆防與甘薑汁

中腑虛証治標方　苓朮天麻橘半湯

中腑

芎草花防姜竹瀝　日煎二劑定安康

吐劑　治胸次亦有痰結痞滿不清於三日前不妨

微吐

桔梗下　人參蘆水　牙皂尺下炒去　加食塩下　同煎熱服

後以鵝翎探吐之不盡再服一劑

中

腑晝症之平劑標本兼治之方

人參炒下　白朮下　當歸炒下　牛膝水　天麻下　橘紅五分

車前五分　菊花五分　空心臨卧服用參朮以益氣健脾

歸膝以補血舒筋麻橘調氣消痰車菊省風清熱

故爲虛証之平劑云

中臟

經云出入廢神機化滅升降息氣之孤危一息不運則機緘窮一毫不續則宵壤判須知人命無根懸人一息可不慎歟蓋五臟者藏也藏精氣而不瀉者也有所藏便爲生生不息之机性命之根本令人自恃形体肥盛焉精神充足不善調攝精神元氣因此而虛年踰半百氣血既衰之時臟腑不盡而盡以其不觀虛症自不覺耳偶有七情六慾外淫之觸犯陡然

中臟

而發々時致諸氣逆逆而化火諸火亢極而化風諸液凝結々為痰諸水潮湧盡為涎斯時也有升無降有出無入一如痰風暴而龍騰水湧之勢元氣孤危何以把持所以面赤如妝痰喘如鋸小便自遺六脉搏大如湧泉少頃汗出如油一息不運而厥也

夫中臓危險之症齒唇物不收舌強失音眼合直視搓頭口開手撒鼻鼾遺尿喘聲如鋸此謂中臓五九竅不通絶閉而厥也

外現有餘之症搏急之脉正屬暴絶於消痰降氣

清火疏風之藥及蘇合丸黃滚痰諸丸搐鼻探吐之法一概禁用只有後方十可救一

中臟臨危峻補之方

人參錢黃芪錢白朮錢當歸錢甘草錢炮附子錢茯苓錢橘紅錢水姜三片加姜汁竹瀝隨時連服或有甦者以元氣虛極非參芪朮草之甘溫不能培補痰氣壅逆非白朮橘紅之辛苦不能順下真陽暴絕非參附峻補滲濕大熱之藥何以追復散失之元陽佐以歸姜竹瀝者活血消痰也蓋此方

中臟

爲五臟之元氣隨病而脫暴絶之急症非此方不能、失散之元陽即此方犹未能盡病之虛也得好人參二兩炰附子五錢獨煎二味勝前藥之功十倍但人不能信服耳然中臟音係有治法但非五臟同病五絶症未現者從列諸方以其不過一臟二三臟受病其勢尚緩可治之也

蓋由臟緩症音舌不轉而失音鼻不聞香臭口角流涎耳聾眼瞀大小便閉飲食不思後依緩痿痰壅氣逆人情亦情第不現前之絶症且

中臓緩脉者六脉虚大而緩氣欲脱而下歛也或浮弦滑數者虽氣虚而内有痰涎外有虚風也或濡弱或微弱氣血兩虚也若兩脉不絶真氣未脱也

治法　初起之時先搐鼻取嚏有嚏者易治繼則探吐膈上浮痰一日後此法又禁用也先用醒神豁痰之劑繼用清補之藥後服培補之方

搐鼻方 名醒神散　探吐方見前西腑虚門下

牙皂 炙去皮弦 真北細辛 下 為細末吹鼻取嚏二味皆

中臓

辛散之品能透頂通關

如大便秘而結燥難行者屬血液枯涸以滋燥養血潤腸丸㨿風順氣丸治氣不順而大腸熱結者可服也

中臟初服治標之方

人參〤天麻半下茯神下遠志肉二半夏〤菖蒲五下胆星二下橘紅下當歸下甘草下薑二片加薑汁竹瀝亦可空心服因氣虛不能統攝痰涎故君人參以益元氣臣天麻半夏以豁痰氣開神竅語言蹇濇

故以當歸活血爲佐使茯神遠志以醒神菖蒲橘紅以利竅展舌也

中臟繼服調補之方

即前方減去胆菖甘草而增棗仁錢川芎五分白术一錢同前法煎服

中臟後服培補之方

人參二錢王芪一錢白术錢半茯苓錢橘紅錢甘草一錢當歸二錢川芎五分熟地一錢姜三片製附子五分空心午後服形不足者補之以氣參芪苓术是也精不足者

中臟

補之以味，熟地、當歸是也；橘、甘以和中氣焉；附以溫衛氣，佐以芎、姜者，清氣和中也。

中經

所謂中經者，只於手足陽明二經之脉也。手陽明大腸經起於次指之端，足陽明胃經起於鼻之交頞中，環繞唇吻，下行而乳，夾衝脉而直下，而足次指之端。與別經無干，若別經同病，必連臟腑，故爲輕淺。然有内觸外發之不同，因中足陽明胃經，其脉反逆左右環繞，而反至交錯，或尽交於右而喎左，或盡交於右而喎右左右偏盛偏盡則眼皮攤下若不連手陽明只口眼喎斜若連手陽明則手不遂若不能交接足太陰其足亦不遂此言不遂者不過舉動不能便捷非若中腑之偏廢竟不能轉移也

中經現症者口眼歪斜手足不遂外無六經形症內無便溺阻隔語言如故飲食如常精神不倦言不變志不亂病在分湊之間爲輕

中經之脉　六脉平等如臟腑不病也或內熱者則數血虛者則弱氣盡者則微暴怒者則弦風盛者

中經

則浮有痰者則滑氣滯者則沉也

治淡

宜調氣和血省風清熱如有气臨睡檳榔滾痰丸下如大小便不利空心檳榔搜風順氣丸下如無表裡形症只以平劑和之平劑者因風熱侵於血分以芎歸和血使膝車以引血中之氣下行至足佐有鈎芩以清血中之伏熱使以荊防者一曰引經二曰省風且伏鬱發之之義也

中經平劑之方

秦艽[illegible] 當歸[illegible] 荊芥五分 防風五分 鈎藤[illegible] 黃芩[illegible]

牛膝半斤 東前く不加午前後煎服

中經

中寒

前文中風，有真類之別，今云中寒，則無真類之分，惟中之一字，自然與傷寒、感冒寒邪不同，有所分別耳。如感冒寒邪，寒在皮膚湊理之間，輕而淺也，故只頭重眉稜痠痛，拘急惡寒，乍寒乍熱，飲食如故，或身体不熱，熱則止，發不常，其勢緩於傷寒也。若傷寒之邪，六經受病，先表後裏，故有傳經傳腑傳臟，其勢緩於中寒也。所云中寒者，中之一字，深而重者也，是真寒直中，然有虛寔不同，內外之分，三陰之別，危在旦夕，故謂中寒也、蓋天地有正氣有淫氣、如寒熱溫涼、以主四時、而萬物之生長收藏、莫不由此、此正氣也、若氣太過謂之淫氣、觸之者病、夫冬令嚴寒、萬物潛藏、精神閉密以為來春發生之本、若冬令宜寒而反溫、則來春發生者少、此乃正氣不可不寒也、今言由寒者謂受寒淫殺厲之氣、犯之則病、病者必危、然同一寒淫也、何以有犯有不犯、蓋衛氣者、乃人身中至陽之氣也、起於下焦、晝行陽二十五度、護衛皮毛、充實腠理、以禦六淫之外襲、若陽虛之人、衛氣不密、寒邪乘虛而入三陰之經亦無陽氣主持則寒毒不中於經腑而直中於五藏故危在頃刻亦有不因外邪而内食生冷寒凝之物而病者亦謂中寒其治法在太陰脾經概之

由寒太陰脾經之候者由氣久虛寒邪直中脉必沉數而緊内因口食生冷而發者脉必沉遲弦緊或弦滑也

其現症則中脘疼痛吐利腥穢脹滿厥逆惡心頭不疼身不熱者是也

中寒

足太陰中寒治法　以益脾順氣温中之藥主治

白朮（土炒一钱）炮姜（一钱）半夏（半钱）陳皮（半钱）炙草（三分）肉桂（八分）姜（三片）不時服日二劑因中氣久虛以朮甘之甘為君由虛者必氣滯氣滞者必痰凝以陳皮順氣半夏理痰為臣寒淫之毒非姜桂不能散故為佐使如元氣虛極氣不能續者加人參（半钱）元陽虛極肢体厥逆者加製附（钱）飲食停滯而不消運者加厚朴（钱）寒食相併而發呃者加丁香（五分）肢骸骨節疼痛者加川羌（钱）川芎（三分）以治之也

寒中少陰腎經之脉候者由房勞過度命門真陽虧損脉必沉細而虛微或虛散而欲脫

其現症則一時暴卒昏不知人口噤失音四肢強直水液澄清，徹冷者是也

治法 以温中益腎補益元氣之品主之

人參 禾 製附子 卜 肉桂 八分 炙草 五分 當歸 米卜 白朮 米卜 姜 三片 棗 一枚 隨時服以元氣元陽暴絕非參附不足以奪造化炮姜附桂温以散寒導陰火而歸命門參朮歸甘甘温之品益氣血而虛而補房勞虛損如

中寒

自汗不止加炙芪二錢煩燥而渴欲飲冷原不能飲此寒氣固結於下逼散真陽於上故兩顴紅赤四肢厥逆六脉竟有細數者認為陽厥誤矣方中加麥冬卜五味子七粒以保肺

寒中厥陰肝經之脉候者陰血不足鬱怒不遂驚傷謀慮之人或稟性暴怒者脉必弦急或沉濇虛弦若沉細如絲脉散者死

其現症則四肢强直拳急踡臥小腹疼痛或冷过肘四逆唇青囊縮者是也

足厥陰中寒治法　宜溫散下焦寒凝之氣爲主

吴茱萸一錢　製附子一錢　炮姜一錢　炙草五分　川芎一錢　桂枝五分

當歸二錢　不加　不拘時服

以肝本厥陰風木爲納血之藏，本經氣血兩虛，則寒每直中其經，故以歸芎桂枝辛而滋潤者，以和本經之血脉，腠氣入肝，以吴萸川芎之腠達之，以姜附之溫熱散之。氣虛者加參半錢；嘔逆者加橘半各半錢，而去芎歸，減甘草二分，桂枝五分，以嘔家不喜甜故也。

中寒

外治熨法

太陰腹痛以食塩一斤炒熱分二分以布包熨臍左右冷則再易

少陰腹痛以葱一把線紮切去兩頭約二寸長火上烘熱置臍上外用熨斗火熨之若不應再用兩三次以腹爲度汗出即愈

厥陰小腹痛以吳茱萸一升塩水拌炒分爲兩包輪換而熨

一法以熨斗置炭火以醋淋之令病人嗅烟氣以

歛虚汗

一淡藥力不能及以姜汁灌蘇合香丸二丸熱服

中暑

暑熱與火名異而寔同蓋暑熱本天地無形至陽之氣後地氣上升爲夏長之令其氣太過則炎蒸酷烈

中暑

爍石流金在人感之寧免疾患然火之為熱与暑不同故別有火門不在此列

蓋傷暑者輕中暑者重中暍者輕〻重之間寔暑兼病也受病有動靜之分虛寔輕重之別其暑邪本一而病端不一也後列三門為一定不移之準繩云

脉者吾身之元氣也凡暑熱感時血虛者脉必浮溢而空散氣虛者脉必微弱而虛數何也蓋氣馳血熱元氣必虛故脉不能静斂耳

凡体薄而氣血两虛者謂之陰虛火盛之人不能

勝暑熱之氣令人肢骸倦怠飲食不甘燥渴匪寧自汗盡眩　亦有体厚性躁氣薄者謂之陽虛之人不能當暑熱之氣氣喘自汗眩運解你煩渴而躁不思飲食　亦有奔走勞碌作務辛苦之人四肢困乏飲食不甘痞滿惡心煩躁自汗不安腹痛泄瀉此等只可以傷暑定名乃輕而淺者也陰虛之人其脉虛數以清補滋血為主佐以清暑之藥陽虛之人其脉微細以補益營衛為主清暑為佐勞煩之人其脉緩弱以　中益氣為主佐以

清暑之藥可也

陰虚治劑之方

人參七分 麥冬一錢 五味分 當歸一錢 川連一錢 葛根一錢

甘艸分 陳皮五分 茯苓七分 白芍五分 午前後服

因暑傷元氣故以生脉散益其元氣歸芍和營黄連清熱乾葛解表裏之邪熱總為清暑苓甘陳皮和脾胃之氣且脾主長夏耳氣虚者加人參汗多者去葛而倍芪不渴者去連暑氣以清去連葛而加木瓜黄芪為正也

陽虛治劑之方

人參二錢 黄芪一錢 白术一錢 當歸七分 陳皮七分 甘草三分

香茹一錢 川連三分 木瓜半錢 藿香半錢 午前後服

以參芪補宗氣，术助營氣，芪益衛氣，以上三味為主；佐歸瓜以和血；使陳甘以調衛；臣連茹藿以消暑。如痞滿者加砂仁半錢而去歸；腹脹者加厚朴三分而去芪；煩渴者加五味七五而去藿可也。

勞役治劑之方

人參半錢 王連二錢 白术七分 甘草五分 木瓜一錢 厚朴七分

中暑

陳皮卜香茹卜扁豆半卜乾葛半卜姜乙片午前後服
如嘔惡加半夏卜藿香卜去瓜參朮泄瀉加澤瀉
一錢白朮卜木瓜香茹在所爲
暑毒所中元氣不能維持其脉必虛故中暑之脉多
空大而急疾或虛軟而無根如沉微而欲脱者死形
神暴脱者亦然
中暑現症卒然昏暈扑地戰熱頭重口開手撒氣促
而喝渴齒燥口乾煩躁不語自汗一如中風之狀
余嘗見夏天路途辛苦之人爲暑毒所中即刻卒

仆於地者不可輕動即將道中泥土以童便炙熱調勺澄清灌服如牙關緊急以烏梅肉擦開便灌甦醒時檯至靜室方可用藥也

又道途中暑卒仆者急取道中泥土繞臍四圍作堆壅令人多以小便溺於臍中一面以尿泥澄清灌之可也

中暑治劑之方

香茹一卞　木瓜卞　扁豆一卞　陳皮卞　甘草三　葛根二卞

川連五　井水頓冷服氣虛加參二卞而減葛煩渴加

知母減茹不必煩冷煎服亦可

歌曰　中暑之劑有仙方　瓜葛扁茹橘甘當　川連井水煎涼服　煩渴加知去茹藏　減葛用参因氣弱　專心診治莫教忘

中暍

暍者遏也鬱遏不通之義凡人在天地氣交之中天氣熱人之氣血亦熱熱而有汗者暑氣得以發越若或避暑於涼亭廣廈口食水果冷物外則近風揮扇表裏受寒致暑邪挪遏而不散謂之中暍所以心燥

頃熱頭疼體重關節痠疼身熱無汗口渴氣急惡寒畏熱惡心痞滿等症此緣本熱標寒之旨前人以中暍爲中暑中暑爲傷暑混稱而難明予爲分定更俟高明詳正

中暍之脉浮弦而數數爲内有暑熱浮弦爲外有寒邪或沉弦而數是寒暑交固之候或浮弦滑數乃風暑痰積所干若沉弦滑數是寒暑食積所停也

中暍治劑之方

中暍

葛根二卜　防風八卜　荊芥一卜　蘇葉五　陳皮一卜　香茹一卜

藿香五卜　甘草一卜　生姜三片　水煎半　前後服

因暑鬱於内忌用寒涼以葛荊茹藿辛甘發散之藥以越之寒鬱於外忌用熱藥以防風蘇葉辛甘疎表之藥以解之陳藿以順氣甘艸生姜和以中如骨節疼痛加羌而去荊痞滿加厚朴惡心加半夏而去香茹有食加鋘　豆豉當也

濕門

濕之爲言甚繁，今只以平常必有之病，分别於後，亦不必辨四方之有無是非，蓋濕有二，形有無形，於鬱蒸陰霾山風雲氣，乃無形之濕也，於飲食乳酪茶酒水果有形之濕也，泥濘汗液有無之濕也，在天地人物，均有此濕，於人内外表裏，皆可受病，更有兼感不一，故丹溪揣摩濕之爲病，十居八九，在兼之濕已見各症，不暇繁述，今以上下表裏之濕，分列於後。

在表之濕脉候　微滑而細軟，按之如棉絮者濕

感於肌肉經絡之間也、症則四肢煩疼、腰脊与膝重着、関節腫痛、皮膚浮腫、湿滛多汗、而黄畏風、微怠体重是也、

表湿治法

宜清陽疎散導引經絡流通氣血之剤

防風ト羌活五ト蒼朮ト白朮卅川芎ト獨活三

桂枝五ト生姜三片水煎服

因脾土宜燥先以蒼白朮培之湿滛血脉以弓桂流通之湿流関節以羌獨活導引之湿從外侵内以羌防桂獨之辛熱發散之則湿從外出矣無汗

去桂加蘇葉痞滿加陳皮可也

在裏之湿脉候　沉滑而濡、湿痰食積之病、沉弦而無力、濁氣在上爲䐜脹、沉弱而盡微、清氣在下飧泄、䐜舌嗔肉脹起池

其症則痞〻脹滿而腸鳴綿〻腹痛以泄瀉小便不利而口不渴惡心嘔逆喜香燥之物者是也

治法　宜温中開胃燥湿分利之劑

白朮二錢 茯苓錢半 蒼朮一錢 澤瀉錢半 陳皮一錢 半夏一錢 甘草五分 神曲六分 姜一片 空心午後服

湿门

夫君白术者益脾土以助營氣臣苓澤以分利水道而湿自化有湿痰佐陳半以消之有食積使曲蒼以運之如痞滿加厚朴木香培苍而減甘氣陷而泄瀉不止加防風卞升麻豕小水不利加車前一錢惡心加藿香卜砂仁卞如傷酒麵茶飲加白荳蔻卜乾葛卜而治之可也

上湿脉候　而寸浮而虛緩按之濡軟而尺沉緩微弱而無力者湿寒之候也数則為湿熱弦則為風湿滑則為湿痰乃此兼症也

其症則頭重如裹鼻息不利言如從室中出而麁浮眼皮腫氣粗痰結此至高之湿必從外感也因其高而起之以輕清之劑散之肺爲天鼻爲肺竅以清肺降氣之藥利之

米仁三錢 桑皮錢半 荆芥一錢 藁本五分 杏仁五分 陳皮一錢

半夏一錢 茯苓四錢 姜皮一錢 午後服

然因面目有湿故用米苓益肺脾爲子母同氣使湿氣下行故以爲君桑杏理肺氣使湿氣可散而可降故以爲佐其高者因而越之以藁荆使風上

越鞠者利之以半陳使湿痰滞氣下利頭重而痛

加川芎五分細辛三分而去米仁氣逆痞滿加枳殼五分

有風邪加防風卜而去米仁可也

下湿脈候　因湿滞於下而尺反浮々緩而弱者

脾氣下陷足三陰之脉不能上行而三陽之脉易

陷也

其現症則左胕先腫漸至腿膝行動重著腰臀如

垂重物泄瀉小便黄而短澀者湿熱下陷也

治宜升清理濁益氣滲湿之劑

白术半下　蒼术下　防風半下　防已五下　澤瀉半下　川芎下
水姜三片　空心午後水煎服
或疑下有濕足膝無力米仁牛膝如何不用蓋足
腑之腫固爲濕氣下受以其氣重着而不能升發
所以下陷爲腫合宜升陽滲濕故以白术爲君以
益土蒼术爲佐以燥濕風能勝濕故以防風爲君
羌活爲升陽之用濕宜分利故以澤瀉爲臣佐防
已滲下焦之濕右藥升中有降降中有升若爲用
米仁牛膝之屬但降無升致清陽之氣反陷也今

濕門

人一凡下部有病氣分必用米仁血分必用牛膝使腰膝而股愈重着而作腫也如下焦因濕久鬱而為熱者加酒炒黄柏半卜元氣久虚者加人参卜中氣不順而痞結有痰者加半夏陳皮五卜如自汗必加桂枝半或疑升陽用羌防而不用升柴者可也蓋無形之清純元氣虚陷故用升柴升麻升發脾胃之氣上行柴胡升達肝胆之氣上行佐参芪白术之功為升陽益氣之用今羌防氣辛味厚能踈週身之濕不獨於下焦奏功也若用升柴徒使

人增喘急浮腫之患也

燥門

經謂諸濇枯涸勁强皴揭皆屬於燥燥屬手足陽明燥金之氣在天爲涼在地爲燥蓋燥之爲病熱亦能燥寒亦能燥何也熱能消液寒主收斂但不越乎精津血液涸竭而爲病也蓋血之不足於五臟之生氣先虚不能資生精血血衰少不能潤澤津液所以燥竭大概以虚爲本寒與熱爲標所現燥症各隨臟腑之虚實而現病故有表裏寒熱虚實之不同分分而主治庶得肯綮

燥門

諸燥之脉　有緊而遲濇者有虛弦而濇者此爲燥或弦急而濇數或虛弦而濇數者此爲熱燥浮主表沉主裏有力爲實無力爲虛也

夫表爲寒燥症者衛爲陽陽虛者腠理必虛寒故冬令嚴寒水冰地坼陽虛者血得寒而凝津得寒而燥每每皮膚枯燥指節斷裂形神萎弱此燥在表而不在裡也或嚴冬久不雨而血虛者常患此症也

治法　宜益衛氣以肥腠理和營血以溫肉分營衛

和則氣血從順，津液潤則肺氣四布，金能生水，可復滋潤之性，其燥方和矣。

黃芪三錢　當歸錢　秦艽錢半　桂枝五分　升麻三分　川芎八分　姜皮水服，後飲醇酒二杯，以助藥力，以達皮膚血脉之中。

蓋氣爲陽，陽生則陰長，以王芪爲君者，益肺氣也；防風爲使者，地氣上爲雲，清陽發腠理也；芎歸爲臣者，補血爲生液，血之濡主潤澤之義也；升防姜皮益氣以達肌表，秦艽桂枝和血以潤肌膚，元氣虛者加參。

燥门

一錢半惡寒者加熟附子卜為治表寒之燥也

血脉者榮養百骸滋潤全体者也以其血枯內熱金燥血竭而皮膚皺裂搔之屑起血出痛楚指田厚熱肌肉乾劲筋急而攣此表熱燥症也

治表熱之燥者補氣血以和營衛清燥火以涼血脉滋肺金以助水源發腠理以通津液

人參牛麥冬米ㄨ生地卜當歸卜米生王芪牛知母卜菊花ㄨ首烏禾荆芥卜薄荷汆空心午後服以參芪歸地補益氣血而和營衛故以為主也清燥以

知菊涼血以首地滋肺以参冬壯水以知地通達腠理以芎荆而兼散鬱火如大便秘結加松子肉五錢另研和服而去哉

夫氣寒燥症者　脉多沉而濡滯或沉而弦急此氣滯血凝而虛寒水結甚有陰寒固結於下陽火過散於上面紅氣逆痰喘六脉洪大而搏急惟畏寒而不渴、而不喜飲可辨其症大便秘結而難解及解又不甚燥硬喜食溫熱之物小便清長面紅不熱氣從有痰此腎水盡寒坎中無氣而冷燥也

燥門

治添裏寒燥症之劑

肉蓯蓉柔 當歸永 肉桂乎 牛膝半卜 杏仁半卜 枳殼卜

空心服

蓋水中無氣即坎中無火雲蒸之氣澤不能上升燥故以蓯蓉補腎中真陽之氣而温水藏腎苦燥急食辛以潤之故以肉桂之辛温以滋腎燥燥從血液先枯故以當歸之辛潤牛膝之涼腎補之杏仁只殼名為理肺其要在寬腸而通幽門之結滯也

萬物燥者莫甚於火火旺則金衰而水源先竭天氣

不降則亢旱而焦燥，脉必沉濇而數，或短而緊濇，或沉弦急疾，大便秘結難解，時時堅硬結濇，或如羊糞，胸膈痞滿，不思飲食，或噎膈吞酸，肌膚皺揭，筋脉爪枯，瘀癖乾痛之類，此裹熱之燥也。

治裏熱之燥劑

生地二錢　歸尾一錢　紅花八分　松子肉五分　紫菀一錢　杏仁一錢　牛膝一錢　空心午前服

論用金為水源，用松肉、杏仁、紫菀清肺金之氣，以滋陽明之燥，血能生液，歸、地、紅、膝滋腎水之津以潤水

燥門

陰之燥如口渴者加麥冬知母以去紅杏如氣虛加參中宮痞結加枳殼以去生地潤腸凡可以常服金水膏可以煎吞

夫燥者津液枯竭也因肺金不能生水腎水不能生津心血不能生液脾氣不能不能生涎肝木不能生滋五臟皆燥逆遂成枯燥之病甚至上下枯燥傳為關格而死五臟既虛忌用硝黃大便已燥忌用利水若芩連知柏皆苦寒之藥也苦以燥之寒以收之反耗津液愈增其燥〻病所當禁者也

繩孝堂錄附後全書

火門

火之為名固多分而悉之雖盡總而言之只一氣耳譬之雷霆天地之氣也人之火惟情志之氣也若氣平緩清順一如常度營衛諸經百脉血液流通精津榮順所謂氣血相從陰陽相和何火可生之有若使七情抑欝五志感觸六淫外侵營衛不和氣血變亂陰陽反常凡氣有所碍其血必病隨氣之盛衰虚亢隨臟腑之虚實而現火症於火之名神變不測不可勝言也今只以五臟六腑經絡虚寔之火治法開後

也

心與小腸之脉　心脉多洪實則洪大有力或沉實而数虛則微大而無力或虛而数左寸盛為心火左尺盛為小腸火

心包絡与小腸之火現症者實則舌破口糜心煩焦躁煩渴引飲小便短赤梗塞而痛淋濁不通譫痛痒瘡瘍班疹痤痱之症形焉

治心經實火以苦寒瀉之　小腸實火分利之心者君主之官神明出焉若心受病危在頃刻所云心病

者心包絡受病也

川連木犀角木玄參半卜甘艸午薄荷午連翹卜半生地彔加燈心竹葉午前後服

心主血脈心包絡有火者血熱也以生地涼血為君以連翹散氣中之火為臣以川連引經瀉火為佐以薄荷之辛涼散火為使玄參者壯水以制火也犀角解熱以清火也故為佐使以甘艸之甘緩而瀉之如小腸結熱加木通以導之如淋濁加車前木以利之莖中痛加牛膝車前半卜以潤之而去

火門

翹連，如瘢疹加荊芥卜以省之，爲治心經實火一定之法云。

治心經盡火以甘寒補之，小腸盡火滋補之。

生地錢 麥冬錢 知母卜 丹半（或片參） 玄參卜 甘草二卜 川連半 加燈心，臨卧服。

生地補心血，佐丹皮以清包絡血分之熱；麥冬補肺，佐知母以滋金水之化源，使金不受克制而反制所不勝之火；連、甘瀉心火，玄參瀉無根之火。是方中補中有瀉，爲清熱之平劑。如小便不利，加燈

心車前以利之此治心經虛火主方也

肝膽之火脉　肝脉多弦寔弦長而有力或沉弦而寔數虛則微弦而無力或虛弦而數　近人迎盛爲肝火　近神門盛爲胆火

治膽肝實火主方

柴胡半錢　胆草七分　生山枝　大王　防風五分　木通八分　甘草五分　青皮七分　午前後服

大便不調者去大王用酒苓木鬱達之火鬱發之防柴泄其火性而透發枝通屈曲下行使抑鬱之

火門

大疎泄而不利酒大王胆草皆酒性而達於脉瀉火於下降以青皮之辛苦瀉其結滯之氣使以甘草以緩諸藥之急所謂降者必先使其升〻而又欲令其降滯者法之急者緩之宜瀉藥之中原不出升降出入守中之義如血溢加芎血凝加芎血少加歸狂言譫語加玄明粉大王血熱加丹皮而氣鬱者加只亮或當歸龍薈丸以治肝膽實火也

治虛火主方

首烏[illegible] 丹皮[illegible] 菊花[illegible] 當歸[illegible] 川芎[illegible] 牛膝[illegible]

秦艽午前後服

暴怒傷肝〻虛血少則木燥火炎以首烏涼血清血中之伏熱為君歸膝滋本經之血虛血燥丹芎和本經之血熱血鬱艽菊省本經之風熱燥熱如目昏加生地目痛加連翹風熱甚者加防風川芎而去牛膝酒炒王芩頭眩者加用牛為治肝膽之虛火也

脾部之脉　實則有力或滑數而弦急　虛則滑數無力　近氣口盛為胃火　近神門盛為脾火

火門

其現症則口乾舌苦頭疼齒痛黃胆嘈雜呑酸膨脹嘔惡噯氣腸鳴二便秘結〻瘀壅逆口瘡膿竇癰瘍諸病形焉

胃火當因其高而清泄　脾火隨其勢而分利

石羔衣　白芍牜　川連水　甘草年　枳實水　防風卞二

升麻年

石羔辛甘而寒可升可降瀉脾胃之實火為君芍之酸草之甘緩石羔下行之勢防之辛升之苦助石羔辛散之能川連清脾胃之實熱枳實瀉腸胃

之結熱如齒痛加連翹以去枳實頭痛加川芎半蔓荊子示而去實芎大便秘加大王示而去石羔痞滿加陳皮丗卞此療脾胃之寔火也

治脾胃虚火主方

川連木神曲卞茵陳示葛根卞澤瀉卞紅曲卞連翹半卞枳殼半

夫腸胃不通湿熱不化欝蒸發黄由所生焉故以茵陳之陳腐分清湿火下行葛根發散湿火以透肌表連翹苦寒以瀉諸経之欝熱神紅二曲湿蒸

火門

之物以消內蓄之積氣而瀉款下泄之藥以利開結之氣若大便秘結加瓜蔞下以潤之小水不通加豬苓木以利之爲治脾胃虛火之主方也

肺與大腸之火

脉若有餘則浮弦而數舉按有力不足則虛浮而數舉按無力　右寸盛爲肺火右尺盛爲大腸火

益肺屬金大腸爲陽明燥金喜清潤而惡燥火表裏爲火所制則氣粗痰喘鼻塞鼽衄咽乾喉燥皮膚皴裂大便燥結等症形焉

治肺與大腸實火主方

黃芩下 玄參半下 花粉下 薄荷下 枳殼牛 桔梗牛

甘草六 午後臨臥服

肺爲天輕清之体其位高故用輕揚之劑使氣清而火易散潤肺清痰以玄參花粉瀉火以黃芩散火以薄荷順氣以枳殼舟楫以桔梗痰多加川貝一錢半乾嗽者加杏仁下半瓜蔞子下大便秘結加玄明粉大黃而去桔梗與花粉此治肺與大腸實火之方也

火门

紫菀錢半知母錢玄參錢麥冬錢乾葛錢菊花錢

杏仁錢午後臨臥服

麥冬之甘寒清心補肺同知母玄參以滋金水之源肺氣上逆急食苦以泄之杏菀以瀉肺氣瀉火自清也高者抑之火鬱於肺鼻息不利以葛菊辛涼清散上焦之鬱熱如痰多加川貝錢半橘紅錢胸膈不利加橘紅錢蘇子錢大便不通加松肉錢杏仁錢鼻塞加荊芥錢若鼻䶊者加生地錢茜根錢此治肺与大腸虛火之治法焉

治腎與膀胱實火主方

知母卜 黃栢木 澤瀉木半 丹皮半 茯苓木半 升麻卜

當歸木 荊芥半 空心服

腎氣鬱陷於下，濕火併結，則成淋閉、浮痒、腰痛諸病。當歸之辛潤以滋血脉，佐丹皮以瀉三焦之火，栢之苦、母之辛以消陰火，澤之利、苓之滲以理下焦痺氣而分濕熱，升麻、荊芥以奉清氣。如小便不利，加車前木半；血淋濁症，加生地木、車前木半、白芍木半，而去歸。此治腎家實火之方也。

火門

治腎與膀胱虛火主方

熟地（永）牛膝（卜）知母（乂）黃柏（乂）丹皮（𠂇）車前（𠂇）麥冬（卜㐅）空心服

壯水主以制陽光，君熟地而臣知母、麥冬，虛則補母也。水涸則火熾，膝、丹以瀉之。氣閉火鬱則為癃，黃柏、車前以導之，而腎家虛火自瘳矣。

氣門

人之氣即天地之氣爲造化之主宰神化莫測者也萬物得之以生失之以死豈易言哉人在天地氣交之中一呼一吸未嘗不與天地之氣相交接故曰天食人以五氣地食人以五味五氣入鼻藏於心肺上使五色脩明聲音能彰五味入口藏於腸胃味有所藏以養五氣氣和而生津液相成神乃自生故曰人氣即天地之氣真吾身造化之神也順天則生生不息逆天則災害並至所謂六淫七情九氣逆之則病

生矣人能順天之道與地之理何病之有所以内經諄々告誡曰恬淡虛無真氣從之精神内守病安從來今人惟執氣之生病以藥治氣為務往々耗散真氣奪其生意而不覺余身痛郤今以五臟之真氣發明於左身欲治病不致耗散真氣即有重病而易愈愈時中病即止何也蓋有病則病受其藥不致大損若無病則元氣受之暗奪人壽世未悉耳

諸氣之脉　洪大者陰不足陽有餘以清潤之劑和之　長則氣治無病　若長弦則怒氣傷肝以

疎泄之藥平之　短則氣病氣來鬱結而不舒以清開鬱之藥化氣　數則煩心內熱而神不寧以清補之藥安之　大則病進診驗得氣爲病而施治上盛則氣高逆而作喘以清肺之劑順之　不盛則氣脹大小腸膀胱閉而不通以分利之藥通之也　代則氣衰臟腑之元氣以脫不能接續以補益之藥奪之〻不能當與死隣　細則氣少元氣虛而宗營之氣不足以益氣之藥補之　濡則心痛心包絡之血液枯竭而燥痛以補血之藥順之

氣川

可也

心包絡膻中之氣現症者　蓋大氣積於胸中〻即膻中也為宗氣之海心肺統之其宗氣乃清純至高之氣也其体輕清於營氣並行於十二經絡之中而為脉若人憂思抑鬱懷抱不舒志意不暢宗氣失於宣發其氣反逆於膻中吝〻不快〻不樂久〻化為鬱火隐〻而痛迫後漸成噎膈諸症也

夫治包絡膻中之氣者　宜則盡鬱而有餘痞結

為痛　虛則氣衰而不足否〻　不寧寔則清之虛則補之

包絡膻中氣實主方

紫菀錢　橘紅八　川貝錢　菖蒲卞　川連卞　遠志卞　甘草分　益智仁五分　午後臨睡服

添因肺主宗氣憂愁則傷肺〻主氣引故氣鬱而不通菀貝清肺氣之藥使氣能清順智遠菖蒲調心氣而開鬱醒神使無形之痺氣可散氣滯生火火鬱生痰臣橘貝連甘以消有形之鬱痰如嘈痛

氣門

者加川連分當歸錢而去益遠膻中極痛謂之心痛加延胡錢半川楝肉分而去川連可也

治包絡膻中氣壅之方

當歸錢半丹參錢半遠志分菖蒲分人參錢棗仁二錢茯神錢益智仁分午後臨臥服

法因思慮傷神心脾之氣閉而不運膻中怏怏不樂膻中者臣使之官喜樂出焉若心氣不足何能坦然故以棗仁茯神安神爲君丹參當歸養血爲臣人參育氣爲佐遠志菖蒲益智開鬱散氣爲使

而氣虛者倍加人參可也

肺與大腸之氣現症者　肺氣通乎天凡有病則喘息不利咽嗌不清痺氣不散噎塞而痛者是也大腸通於地凡有所病下迫後重而窘痛濁氣後泄者無論虛實以調氣之劑安之也餘症尚多自有本門不及贅列

治法　經謂高者抑之使天氣降而濁氣化下者舉之使地氣騰而清氣升

荊芥一錢半　薄荷五分　枳殼一錢　蘇子一錢半　杏仁一錢　川貝一錢

橘紅一錢

氣門

蓋肺氣主於道調水道四布施化以徵清肅之令本經之氣閉而不散則有前症以貝蘇杏而潤肺氣、清能順橘殼利於下荆薄趨於上如喘促加桑皮錢半紫菀而去荆薄肺經濁氣是方主之

大腸清氣主方

陳皮錢 升麻分 柴胡五分 防風五分 生黄芪二錢 人參錢

白朮錢 當歸錢半

因衛氣出於下焦以王芪益衛氣為君以參朮歸益營氣為臣血氣沖和營衛之機有稗兼之弊防

引生陽之氣達於腠理則陷下之氣即化爲清升之氣矣

夫脾胃之元氣即營氣也營者運也若天地造化之氣營運四時人之脾氣即天地造化之氣也營運水穀布於四臟〻氣受水穀之精氣化爲精津血液以爲生〻不息之源即今之服藥或補瀉或升降或消痰或發散全藉脾胃之造化以分運諸經此氣一虧諸病之蝟集不可勝言矣

治脾胃營氣主方

氣门

白术〢卜 人參〤卜 黃芪〡卜 陳皮〤卜 砂仁〥卜 炙草〢分
神曲〤卜 白豆蔻〥卜 麥芽〦卜 木香〡卜 姜三片 棗一枚

蓋胃為水穀之海無物不納脾為轉輸之官無物不運能納能運即是資生造化之義今以白术補脾為君佐參芪以益三才之元氣神曲麥芽穀麴也藉比熱腐水穀以為臣香能開胃醒脾理氣故砂仁豆蔻木香為使陳甘姜棗皆助脾胃和中氣之聖藥也

肝膽之氣現症

甲膽乙肝為春升發生之始一陽

來候萬物萌生近人只論肝木有餘凡有肝病必以兎削為事先伐其發生之氣惟東先生早悞此理以補中益氣升陽之藥救千載之繳仝以調氣達氣之藥治本經鬱陷之氣為病者緣症見大門[illegible]

補中益氣升陽之方

人參[illegible] 當歸[illegible] 川芎[illegible] 柴胡[illegible] 陳皮[illegible] 白朮[illegible]
升麻三分 甘草三分 生姜一片

蓋臥則血歸於肝，得血而滋養春升之氣得生。歸芎補本經之血，參朮益本經之氣，升此助其升

氣門

蘇陳草和其營運如兩物作脹加查肉卅卜木香卜如兩腰重墜加羌活獨活

腎與膀胱之氣現症

腎為生氣之源天一生水水生者至陰之氣即地氣上為雲之氣也子從一陽生此氣必生生必透於高巔化而為精髓故腦為髓海此氣一竭精從日枯今人惟知腎為水但認其有形之水一味廿寒滋補未達其義古人為腎講呼吸之主三焦之源良有以也凡腎與膀胱之病各見本門

益氣主方

人參下 茯苓下 丹皮五分 熟地八下 肉桂五分 山藥下

澤瀉五分 山萸三分

夫腎臟所生眞氣也故以人參益元氣爲主熟地壯水山萸塡精水無土不蓄故用茯苓山藥以培土丹皮禪三焦之生氣肉桂壯水中生陽之氣有土則水蓄有精則水壯有火則氣騰有氣則水土經云地氣上爲雲雲出地氣是也八味丸金匱腎氣丸皆補腎氣聖藥也

氣門

補腎氣之藥附記於後

沙苑蒺藜　兎絲子　杜仲　補骨脂　鹿茸

遠志肉　人参　鹿角膠　茯苓　山藥　五味

益智仁　山萸　紫河車　磁石　杞子　附子

肉桂　沉香　砂仁

血門

氣為陽無形血為有陰質氣血者後天之陰陽也人有三氣宗氣衛氣營氣宗氣者天氣也出於胸中衛氣者地氣也伏於至陰營氣者運氣也出於中焦此三氣稟三才造化之生氣也然血之生亦必稟於五穀精微之氣故經云食氣入胃濁氣歸心淫精於脉脉者血也又云中焦受氣故汁變化而赤是之謂血也又云中焦亦並胃中出上焦之後此所受氣者必糟粕蒸精液化為精微上注於肺脉乃化為而血

以奉生身是營氣以生血也非血爲營氣之謂也
天地人身之造化陰陽互爲其根血本五穀之精微
所謂取汁變化無疑若下歸於衝脉衝爲血海稟丹
田至陽之氣而化血色則紅若上溢胞中宗氣之海
宗氣統於肺金乳房爲陽明胃脉所絡故乳色不反
變赤而爲白正謂陽中有陰陰中有陽也血爲死陰
氣爲生陽統運血脉周流全体者營氣也故經云營
行脉中血從氣配氣溢血溢氣陷血陷是以有怒則
氣逆盛則嘔血所謂引血歸經者非謂引已離經之

死血復還本經也惟調和氣血各有所歸不致下滲上溢此即歸經之義也

人惟知氣逆血溢火升血上不知血在臟腑另有膈膜隔定其血不使滲溢但膈膜者極薄極脆極嫩也有所傷必破破則血出矣故曰陽絡傷其血上溢陰絡傷其血下滲已傷之膜若再受傷其吐必多矣凡治血症先知此義治之易矣膈膜受傷其處有所感凝塞任血來必緩若虛火陡發胃氣上沖攻破凝結之處則血來如潮之上湧自覺有聲彼時喘息不定

面如醉酒煩燥不安心神惑亂是皆龍雷之火少刻火退神清面白氣平血亦漸止也悉知此義治血有本矣

諸血症脉

寸脉盛者血必上溢尺脉盛者血必下滲而関盛者嘔吐不已凡所見血陰火必沖故有芤數之脉芤者空大之義也因虛火附於血絡其脉故大以其血失經絡已虛其脉故空〻大者浮數而無力之候也凡失血之脉喜微弱平緩則易治如急數弦疾而轉硬者難治也

咳血

咳血者因咳嗽而見血或乾咳或痰中血絲血點或一口兩口氣急而促此皆肺体自燥又為火制而咳傷血膜血隨痰出宜以清補之劑多服若脉弦氣促聲嘶咽痛者不治蓋此症若非静養則難以回春也

治法

麥冬卜 生地ネ 百合ホ丁 川貝卜 知母卜 紫菀卜 阿膠卜 午後臨卧服麥冬知母清本經之燥火而潤肺止嗽阿膠生地清血中之火而止血合貝菀

血门

清肺經浮逆之氣以緩痰嗽如火盛者加玄參下
血不止加白芍下蕪之氣急者加桑皮紫菀各下
而氣虛者加人參米下然咳血之症非獨煎劑可治
必須金水膏瓊玉膏固本丸兼服可也

咯血

不因咳嗽而咯出者謂之咯血其色或黃或
紫或黑或紅如咯一口或兩三口之間此乃心包
絡受傷隨氣逆火炎而咯或隨痰嗽而咯病本勞
煩思慮非一日之所傷宜固本養神清熱和血之
劑補之然百日之調攝則不能愈也

治汗主方

生地二钱 麥冬二钱 茯神二钱 棗仁一钱半 山藥一钱半 白芍二钱 茜根一钱半 建蓮肉十粒

血熱心溢，以生地補血涼血，且清胞絡之火；白芍和血以斂之；茜根止血以涼之；血虛則心不清，補不寧矣，故用麥冬、棗仁；若山藥、蓮肉者，守胃氣以育心氣耳。如內熱，加玄參一钱半、知母一钱；如虛氣，加人參一钱；血虛，加當歸一钱半，去茜根；如不發者，倍加棗仁、桂圓肉，以去茜根、白芍，兼服硃砂安神丸、固本丸。

血門

此治咯血之大綱也

嘔血

嘔者有聲有血一連数口而嘔〻則一二茶鍾其色或黑或紫或鮮紅此胃經之血也蓋胃為多氣多血之腑生血之鄉病因縱酒傷胃或喜食椒薑煎炒炙煿等物正謂陽明胃二絡腸腹受傷也此由血從氣火而逆嘔宜忌鄙鹹酸酒醋糟海味熱物又須高枕坐臥不使氣逆如此七日大勢定方以後方調理可愈後三年不發方為全安若不能如前謹慎則屢發不常必增咳嗽諸症而成

矣

治溢主方

生地（錢）玄參（卜）知母（錢卜）茜根（錢卜）白芍（卜）乾葛（卜）

甘草（卜）藕節（一個）

夫陽明胃絡受傷膜破而血妄溢必多故用生地涼血為君而又瀉火其則以用童便浸生地擣汁和服更妙芍之酸茜之寒藕之苦可以止血玄參知母清三焦之熱以分其炎炎之勢甘与葛平胃和中以緩其火速之令如血不止加山藥（卜）而去玄參茜根葛

血門

根金水膏宜常服此治嘔血之聖方也

吐血　吐者獨有血而無聲一吐則數盌傾盆大塊或紫黑或鮮散此肝經之血也蓋肝統諸經之血為多血之職病本怒氣傷肝或暴怒或鬱怒或有重用力或疾走鬥毆内傷而發者不宜速止止速則敗血瘀積不宜攻逐逐則淺傷經絡只宜緩方從容緩治以平和之劑調理自愈

治法主方

生地錢　白芍錢半　茜根一錢半　山枝炒黑　玄參錢　車前一錢

花粉下藕節下

初吐血必有所傷，吐後陰血去多，陰虛內熱，三焦之火炎盡附之，故用芍地以涼血和血，兼平肝木，茜藕以止血，玄參花粉以清熱，車枝以瀉火，如是而有不愈者乎？如大便秘結，以潤腸丸行之，中脘作痛，必有瘀積，加山查木而減地之半，宜服滋補瀉陰丸可也。

衄

衄血　春善病鼽衄者，春氣上昇也。足陽明胃之脈從鼻之兩傍交頞中起，下行至兩乳，直下至兩足次指之端，因氣逆而血熱，遂有衄鼽之病。白者屬

肺經爲衄血者屬胃經爲衄凡虛陰血盛酒色過度者有之酒清經化熱壯水滋陰爲主若久久不愈者則增虛眩喘急而死矣

治衄主方

熟地卜 生地卜 天冬卜 麥冬三卜 玄參 知母四卜 車前卜 牛膝五卜 午前臨臥時服

以青布蘸涼水先貼眉心以遏上壅之勢或溼色

百日因金水子母同病故以二冬二地滋補化源玄參知母清至高之火以從肺牛膝車前順氣一

行以分炎土之火如血不止者加白芍炒茜根下而去熟地天冬宜兼服金水膏圓本丸以治之

便血　便血有遠近之分有先血而後糞者大腸之腸風臟毒痔瘺之血也此陽明熱毒之積以清涼解毒之劑主之若先糞而後血者乃衝脈之血是厥陰肝経主之謂之結陰便血以甘溫之品補氣和血使血有所統運方止日久不愈面浮肢腫喘息脾泄諸證悉至矣

治法主方

血門

生地二錢 川連一錢 烏梅三个 升麻三分 防風五分 甘草三分

槐米一錢 秦艽一錢半 空心時煎服

蓋大腸便血者乃大腸結熱也故以生地之甘寒爲君秦艽之苦寒爲臣因氣陷而血滲以防風之辛升麻之苦爲使，氣上達乃血隨氣配之義槐米之苦寒爲佐烏梅之酸澁爲使以止大腸之血甘草和諸藥之升降各得其功焉

治結陰便血主方

生王芪二錢 人參五錢 山藥五錢 茯苓一錢 防風一錢 荊芥炭一錢

陳皮五分 炙草五分 姜灰五分

須知血為陰附生陽之氣而營運故以王芪為君，人參為臣益氣以祥血歸經，山藥茯令為佐實脾土以防血之下滲，防風荷蒂助其春升之氣，陳甘炮姜裨其陽和之性，不使結陰虛陷耳。

溺血

溺者小便解血也。病屬房勞過度或喜服助陽之藥，所以經絡受傷其血下滲，輕則少而易治，重則解時極多，甚有大塊澁痛而難解者，久久形枯色萎飲食減少喘急虛眩行動不能與鬼為鄰

矣如杞比證須靜養百日絕慾一年庶保無虞矣

治溺血主方

熟地永 麥冬示 知母朩 白芍炒 茜根半 甘草亍

阿膠朩 藕節不 山藥半

腎主二便開竅於二陰若房勞不內傷陰絡故有此症必當滋陰壯水故以熟地麥知為主和血涼血而芍阿茜藕者皆止血之品山藥甘草固中氣以和脾如氣虛者加人參血止者去茜藕痞滿者加陳皮內熱者加玄參若陰莖如牽溺管脹痛者

加知母手炒黃栢下以安之

瘀血　有以閃毆跌蹼負重遠行或即發或久遠而發、則乍寒乍熱所傷之處或腫或青或疼痛不可按以後方和血止痛可也

治瘀血主方

歸尾半下桃仁下紅花下蘇木下延胡半下　枳殼半下

乳香手沒藥京共為末空心調服

如便秘加酒浸大黃下枳殼半下蓋治瘀血症者須顧本元此方平正不妨多服庶胃氣不損而易愈

血門

若十分攻逐故病未已新病又生慎之慎之

瘀血方歌

瘀血之方歸尾桃　紅蘇延散乳香調
再加沒藥空心服　便秘將軍酒炙高

凡治血症當知芎歸丹皮氣平味散能上竄動血若虛寒而凝者藉之統運則可，而方皆涼血止血之劑故不用耳

凡失血之症以甘寒之劑和之其血自止止血無難唯生血為難若專用芩連知柏苦寒之品先傷脾胃之生氣多至生札不續傳為虛症而成可不慎

歟

凡血之初來者其色鮮紅而散少停一二時而來者其色紫而凝若間一日半日而來者瘀積多時其色黑其形結塊若吐盡之後有猶有餘瘀盡之血後來者其色淡或糖色或粉紅色或淡血絲此非瘀論也若真正久敗之瘀血其形一如敗醬絕無血色也　然嘔血吐血要看病家陰陽氣血之所分如陰虛血虛則用甘寒之劑以清補下焦之如元氣虛脫失於統攝或宗營衛三氣皆虛若有

血門

降無升則爲便血結陰若有升無降則爲嘔吐之血也宜歸脾湯加減主之此陽虛之劑要看病人面色黄白而無神脾胃必虛薄而不調出言懶怯六脉微弱而無神者是苟不用甘温之劑徒用生地知母芩不亦謬乎陽盡血脫傾盆者斯時也有形之血不能速生幾微之氣所當急固宜用獨參湯用人參乙兩一味以補之乃爲切當也

伏飲者隱伏於募原經絡骨節隱曲之地爲疼痛爲痰痺不仁爲腫脹諸病藥力難致必以攻逐之劑利之

留飲者即積飲也積於腸胃之外空隙之地中下二焦漉漉有聲爲嘔惡痞滿吐酸泄瀉諸症

蓋致飲之因不外乎脾胃之營氣先虧不及健運既而肺氣不足失於施化方成飲病病名不一以後方調氣爲主佐分濬諸飲之藥庶標本新久皆有裨益耳如欲有攻逐照下文古法古方量人虛寔

而權用之

五飲之方有大權

茯苓一下 半夏一下 橘紅半下 前胡七分 桑皮一下

再加車前半下 生姜二斤 水煎空心服

如病久而元氣不足形神萎弱飲、不甘者五飲

之中各加人參半下 白术一下 溢飲則加白术一下七分

枳殼[illegible] 去前胡 懸飲者在上則加天麻一下 荊芥一下

菊花一下 去桑皮 如在下則加澤瀉一下 車前[illegible] 苡仁一下

去前胡 支飲者加柴胡一下 前胡一下 白芥子一下

伏飲者加川芎下蒼朮下五澤瀉下前胡七去桑皮

留飲者加白朮下蒼朮下防風下此治五飲不渴之捷法也

痰字從火從炎氣之盛者也亦有氣先滯而後精微之氣反凝為痰隨臟腑虛實表裏致病不一故有八種名色治法不同總不外乎氣為本痰為標耳

氣痰者列在中風胃風二門　湿痰者因土薄不能滲湿外則体肥多汗倦怠內則中滿腸鳴泄瀉以燥湿分利為主　寒痰者陽氣先虧表虛不能衛

護遇外寒而痰喘裡壹不能健運則多痰飲而唐淵惡嗽也

痰飲

國有良民有亂民人有正氣有亂氣若臟腑平陰陽和其氣皆正各循常理水穀精微之氣變化精津血液以為生身之造化若人不喜調攝陰陽交錯臟腑不和便為亂氣氣亂則有乖常度致精微之氣為精為痰為飲為灸所以諸病從生氣血從損也今人徒知治病而不知致病之理所以治病而

病愈增，卽以痰論，今日消而明日復生，無如之何矣。

人有虛實，病有緩急，治有標本，無論病之新久輕重，必欲究竟的確之方，施治大義以固性命、守元氣爲主，然後治痰則易愈，而元氣不傷。若泥於治痰，不固元氣，々愈亂而病愈甚，瀕於危矣。

夫痰飲之脉，浮大而滑者爲風痰，濡軟而滑者爲濕痰，浮緊而滑者爲寒痰，洪數而滑者爲火痰，沉遲而滑者爲食積痰，沉弦而細滑者爲

痰飲　微弱而無力者爲氣虛之痰　虛微而無力者爲血虛之痰　空大而無力者是水泛爲痰也

至於飲者非痰也痰則濃厚粘滯稀薄者也飲之狀如水其形不常其名不一故有五飲爲定名也

溢飲者滿而溢也其飲積於胸中不能久留滿而不溢溢則必吐出一二碗復停數日或數月滿溢復吐也

懸飲者虛懸流走不定之義隨氣上下出入者也亦

有頭眩臂痛腳重肢酸背及腹脇久則有[illegible]腫諸症隨其上下而治之

支飲者如分幹分枝而氣流曲引別滲兩脇胸背腰間血脈之中牽引刺痛或緊痛或實痛或熱痛或乍寒乍熱以疎散分瀉之藥表裏清之以溫中益氣散表裏之寒為主　火痰者金為火制津液結而為痰大便秘結煩渴喉乾以清潤之劑主治　食積痰者因胃強脾弱水穀之精液不化為精血反積於胸中為濃厚之痰以健脾消食

化痰之劑主治　如肺與脾胃元氣先虛而生痰者其痰色稀薄不一形神萎弱宜補益二經元氣為主　如心虛血少陰虛火盛而生痰者則口乾咽燥內熱久嗽而方有浮痰者以滋補為主　如腎經元氣虛突水不歸源而泛溢為痰者宜補腎中真陽以逐之

二陳湯　治痰之準繩也四味為主照門類加減奏効甚捷

茯苓錢　橘紅錢　半夏[illegible]錢　甘草[illegible]

湿痰者脉來濡細沉而微滑加白术下蒼术半
澤瀉下　寒痰者脉來浮緊為表受寒加防風下
前胡半下桂枝半　其脉沉遲而滑者為裏受寒加
乾姜五分肉桂六分紫蘇梗下桔梗七分生姜三片
火痰加貝母半下花粉下桔梗半枳殼七分瓜蔞仁半
去半夏生姜
食積痰加枳殼术查肉神麯香附砂仁卜子麥芽
之類去茯苓
氣虚生痰加人參王芪白术炙艸

血虛生痰加生地麥冬貝母去半夏生姜減橘紅甘草

脾虛生痰加熟地下人參上下澤瀉下牛膝下車前下去半夏生姜甘草

已上為治痰之總例法

有痰者為嗽無痰者為咳故嗽必因痰而兼治痰而嗽之義亦在其中咳本無痰然亦或時有之要必因咳而方有即有痰亦少非因痰而咳也故另有咳嗽門宜參考兼推

病有新久治有緩急至於久緩之病必用膏凡在人斟酌合宜而用

縄孝堂錄附後全書

默生劉先生肘后書目次

繩孝堂録肘後全書卷之二

平江朱尊聖陞泰氏纂
玉峰毛有定靖庵氏閱

欝門

欝者抑欝而不能通達宣暢之義也因遏其啟發之生機故有六欝之病如天地之氣不能交通則萬物不昌甚則災眚反制所云六欝者此言其末耳未得乎本也

彼如天地之正氣不和而欝必至淫雨亢旱災荒疫癘諸交生焉若人情志抑欝懷抱不舒暢則生機遏

絶此情性同病而精神氣血亦無不受病矣所以營衛不調三焦不利腸胃痞膈而諸鬱生焉不得其本而專於治鬱每見始則倒飽吞酸嘈雜漸至噎膈番胃之病不可挽回也故方書所載者論其末予獨揆其本也

凡病必有致病之因所以有本有標故即治法亦必從乎標本然其中有本而標之標而本之須衡其緩急而施治也今以七情抑鬱為本病以致五藏之氣不和方顯六鬱為標病如鬱怒則傷肝本肝木之氣不能條達則為氣鬱悲哀則傷肺肺金之氣不能通

調下輸則為痰鬱多思則傷脾脾土之氣不能轉輸滲利則為濕鬱謀慮則傷神絡絡之大不能宣暢則為大鬱重食則傷胃胃土之氣不能營化消磨則為食鬱暴怒則傷肝沖脈血海不能統運循經則為血鬱先從情志不和方有六鬱之病即欲開鬱治病不先調和性情以顧本元則憊矣凡開鬱之藥毋使辛熱香燥劫奪元氣消耗血液至於關格之病為勝也

鬱門

情志者神思意想本屬無形之妄念非藥餌可療蓋情志之病當以情適經云怒勝思悲勝怒喜勝悲恐

勝喜思勝恐各以情性而制之

六欝之症前人方法已備今以鄙見立方各門對証加減以助前用

七情六欝其脉必沉濇而弦數各隨症而現脉如六脉沉弦氣欝也　六脉沉濇火欝也　六脉沉滑痰欝也　六脉沉弦濇數血欝也　六脉沉實弦滑食欝也　六脉沉濡細弱濕欝也

六脉現症　中脘痞痛悵滿而脇掣痛噯氣吞酸氣欝也　嘔惡欲吐週身脹、肢節重着關節痠疼濕欝也　心坎窘痛不礙飲食胸間如所根大便偶有垣

血々鬱也　咽嗌不清有核所阻胸中不順氣來喘促有痰礙滯痰鬱也　嘈雜醋心々煩胃鬱口苦舌乾皮寒骨熱小便短濇而赤火鬱也　三脘脹悶惡食倒飽吐酸噯腐如敗卵之氣或兼泄瀉食鬱也

六鬱主方

山查衣貝母衣橘紅粬神曲卞紅花乎黑山枝卞

六鬱之分不外一氣於辛香燥熱始終所忌所以查肉為君有疏肝和脾消陰分障碍開鬱之功貝橘為臣有開鬱化氣消痰之力神曲為佐化食積而消濕熱紅花為使消瘀血而活經絡山梔者平肝清熱而

尊鬱火也六味不偏於寒熱尅伐辛散故不傷於脾胃之營氣

氣鬱六脉帶弦而沉加香附錢半砂仁錢柴胡豆蔻八分減去紅花貝母

湿鬱六脉濡細而微滑按之無力加蒼术澤瀉茯苓各錢防風錢生姜一片而去山梔紅花貝母橘紅

血鬱而關之脉沉濇而弦急加撫芎桃仁各錢歸尾錢半而去山梔貝母

痰鬱寸關之脉沉滑而數加只殼錢桔梗錢而去細花

火鬱寸關之脉沉數加黃連錢柴胡錢山梔五分而去

紅花

食鬱而關之脉沉弦而實滑加枳實木虫夏枇厚朴

生姜二片而去貝母紅花山梔以治之

鬱門

○○發熱

夫傷寒發熱則脉熱而惡寒本傷經熱症另列傷寒一門今之所言發熱者感冒發熱也受邪輕淺只是發熱怯寒不甚惡寒耳所以與雜症發熱合為一門若欲分晰二種諸病皆有發熱各門詳悉不在此例

陽氣者衛氣也衛護皮毛寒邪不得而侵也若人元氣衰虛腠理不密或為外寒所感而受寒或為衣服虛薄而受寒或為一時暴熱而脫換衣服而受寒此時寒邪束於皮膚肌表之外衛氣反抑遏于肌表之內不能透徹內外鬱蒸而反發熱也脉雖發熱寒邪

尚鬱於血脉之中血脉凝濡而不過凡太陽經絡拘急而痛々而怯寒無汗所以不用涼藥治熱原用辛溫之品疎散在表之鬱熱使凝滯之血脉得溫散之藥性盡化為汗邪從汗解鬱蒸凝寒盡行越散其熱不治而自清矣

疑

問 前云有種々雜症發熱何以悉之而何以治之

曰 夫發熱有外感內傷陰虛陽虛鬱蒸煩熱勞症均為發熱各有所異唯恐似是難明受害不淺必須臨症體認親切庶無窒々盡々之答今詳悉於後

外感寒邪發熱者即感冒輕淺寒邪只在此表太陽

膀胱一經不傳別經，故曰輕淺。外症頭疼身熱，怯寒無汗，飲食有味，人迎之脉浮緊，肢体疼痛，不過一二兩三日少得微汗而愈。

治感冒發表之方

防風一錢 蘋葉一錢 羌活一錢 川芎半錢 豆豉半錢 陳皮一錢 甘草一錢 生姜三片 葱頭三个

煎熱服，隨以一二服發之，或汗或吐皆可。寒邪客于肌表，非防蘇之辛散不能達於腠理；寒邪客於太陽血脉之中，非芎羌之辛溫何以疏利血脉；得葱姜則在表之邪無有不越。但感冒之時，胃中寧無停積之飲食，惟不因飲食而病，故以發熱

疎解為主必輔以豉陳姜者和中腐食以助脾家之健運不獨停滯易消而汗液亦易透發也

凡服發表之劑無汗者不妨再服一劑若兩劑而不得汗其人元氣必虛蓋汗者血之液令氣血虛耗津液内竭而不能作汗即以稀糜熱粥一碗以助脾胃之元氣使營氣透達汗液方至耳

凡感冒之病人以為輕淺忽略不治又兼飲食不謹慎酒不戒以至輕變重重變危養生者無論病之大小宜早為調治故經云善治治皮毛其次治肌肉其次治經絡其次治六腑六腑者半生半死若傳至五臟者

有不效者也、可不慎歟

内傷飲食發熱者是脾胃受病故氣口之脉緊盛而浮滑胃脘噯腐胸中脹滿惡心欲吐微微而熱頭不痛不惡寒而只惡食與外感發熱不同宜消導飲食治法在内傷本門

勞力内傷發熱現症者左右之脉皆虚弦而無力因負重勤勞傷筋動骨損氣耗血往來寒熱周身倦怠而酸痛自汗不頭疼不惡寒飲食無味治法在内傷本门。

陽虛發熱者氣虛也六脉虚數無力熱在午後子前飲

发热

食有味，不頭疼，不惡寒，容顏光彩，唇紅煩咳，治法在虛損本門。

鬱熱者，熱鬱於内而肌膚不熱也。外雖不熱，時覺有乍寒乍熱之意，其熱鬱於經絡血脉之中，固非大病。若久延不治，遂為内蒸，爍耗真陰，傳爲癆瘵，有傳風傳爲勞嗽，切勿以輕而失于平治，常常因此而悞者甚多。脉則虚弦而數，或浮或沉，以後方加減而治之也。

治鬱熱之方

當歸錢 川芎八錢 丹皮一錢 葛根半錢 秦艽半錢 柴胡錢 陳皮五

甘草于熱鬱於血分其血必虛以當歸為主補血而活血佐以川芎之辛﹅以散之丹皮之涼﹅以清之三味雖同血分之藥有補而不滯使鬱熱能清兼火鬱則發之義蒿辛甘發散專清肌表為臣紫花均有清散之功即亦為散火之義使以陳甘者調氣和中耳如咳嗽而有痰加貝母知母亦能開鬱清熱滋去芎丹以防咳血如胸中痞結不舒加蘇梗五錢亦是踈散之義不偏於香燥剋伐也

煩

發熱

煩熱者煩躁而不寧也心不寧為煩身不寧為躁良由血少液苦腎衰水涸故內熱煩躁志意不寧渴欲引

飲喜處幽靜此症皆由勞煩太過謀慮傷神而致其脉必虛數而無力宜清補之

煩熱主方

麥冬二錢 人參一錢 五味五分 知母炒一錢 生地二錢 棗仁二錢 茯神一錢

麥冬參味生脉散也生津液而補元氣同知母以滋金水之化源煩熱則神不寧而心血必虧故用地棗茯神以和血安神如火盛加川連炒五分甘二錢以瀉火如不寐倍棗參加圓肉以寧神如血少加歸身圓肉以養血如煩渴加川連五分竹葉十片以清火為治煩熱之準繩也

癆熱者止骨蒸之熱，在骨髓本腎陰虛極水竭精枯之候所以咳嗽痰紅形消色萎唇紅顴赤暮熱朝涼遺精淋帶夢遺鬼交皆癆瘵之症六脉盡數弦急或濡弱芤數治法在癆瘵門

右八種總屬發熱故分而細析各有本門詳論

惡寒

惡者畏怯也非本体非外來亦非內發此寒字非寔有乃盡寒之象也是有名無實之義若真實有寒之有發熱諸病現矣

疑問　果非有寒何以惡之　曰陽者衛外而爲固也

發熱

夫衛氣起於至陰之下以其陽性慓悍滑利不與宗營二氣同行於經隧之中而獨行皮膚分肉之外夜行陰二十五度晝行陽二十五度護衛皮毛肥腠理雖有大風苛毒不能侵襲若衛氣自虛元陽不足腠理不固本無風寒自覺畏惡此謂陽虛惡寒不必論有寒無寒只宜溫補元陽溫補腠理之劑

另有臟腑熱盛肺金受其剋制困元氣而反兼水化內本為熱外反惡寒此所謂內真熱而外假寒只宜清散滋陰之劑以治之也

陽虛惡寒脈症

陽虛之脈必微細而弱無論浮沉按之無神偏不帶數外證不熱頭不疼即無風亦惡畏縮喜閉戶重憚自是雖無事故心虛膽怯多疑自汗不得飲食起居如常面色枯白倦怠懶言喜食熱物口不渴此常陽虛氣虛心肝之氣皆虛以溫補為主

治陽虛惡寒之方

芪炒錢參錢朮炒錢甘草附子錢肉桂五分當歸錢麥心半夜服夫宗營衛三氣分則為三合則一再虛則皆虛故以四君子之甘溫補益三焦之元氣為主以附桂之大熱溫補元陽以充少火所謂形不足者溫之以

惡寒

氣是也氣病而血脉未有不病之理故必加當歸以和營衛比陽根於陰之義如自汗多以桂枝易肉桂加酒洗蘇梗子以斂止之如心虛膽怯不寐加棗仁遠志以寧志安神如膻中氣逆否否不快脾虛胃薄飲食不甘濁氣不分加茯苓木益智子木香下炮姜子温中醒脾以快凝濁之氣如大便泄瀉加煨肉菓木茯苓木倍白术肉桂而去當歸為治陽虛惡寒之大法也

藏腑熱極畏寒之脉症者亢則害承乃制火位之下水氣承之凡府藏素有實熱或虛熱由而不清熱亢極

而不兼寒化有漸〻惡寒拘束之意見風寒未也如陽虛之畏怯也初則惡而久則平常煩躁渴欲飲冷飲食如常大小便秘結短濇痰嗽咽干六脉洪大或沉數按之有力如陰虛血少者脉必細數濇而無力雖有惡寒之外症惟以清散諸熱為主發方備火鬱發之金鬱泄之〻義大抵因火熱而外惡寒者各有有之臨症所當詳辨也

夫治內熱惡寒者

乾葛卞 前胡卞 薄荷五 貝母半 桔梗錢 黃芩卞 甘艸下 連翹卞 惡寒

當知肺金受火剋制肺位至高因其高而越

之故用葛前薄荷輕揚之劑以散之肺主氣肺病氣亦病以貝母桔梗順氣消痰則火易散芩之苦以瀉本經之熱喬之辛苦以瀉上焦之火是方本熱極生風之候凡熱傷風而兼有咳嗽者宜去連喬加杏仁以治之也

冒風

夫風與寒迥異不可以混稱也論風本天地浩蕩之氣有四時八方之異其性爲陽寒本嚴凝凛冽之氣其時在冬其性爲陰々主殺伐故傷寒爲重陽主生長故傷風爲輕仲景有傷風傷寒分治之法風爲陽傷衛故有寒汗寒爲陰傷營故無汗今世不曰傷風則曰感冒風寒殊不知風寒不可混言感冒與傷風其輕重大相懸絶今並所言傷風乃感冒也若云傷寒則不合仲景之旨且風行數變豈止鼻塞痰嗽而已

哉

疑問　不當言傷風只當曰感冒風邪名理雖正順　但世俗聞曰傷風則以爲輕若曰冒風則以爲重恐一得之見不足挽回衆口將如之何

曰傷感冒在病家不妨混稱若醫者正在兩個字上分別就切麻蘇錯悞口説尚不宜書出豈容蓋襲名不正則言不順萬萬不容假借也

前文只言風字原有寒熱客於肺經者治法與冒風一體故有因寒因熱之分別耳肺爲天肺氣通於鼻

鼻司氣之出入一如橐籥若風邪客於肺經必從鼻而受故氣先閉於鼻則鼻息不利而塞塞則必肺氣宣發彼時欲通而不通乃有嚏過之聲方能為嚏嚏者肺氣宣通之義也肺氣皮毛肺經受病故傷風惡風因肺氣為風邪所閉其氣不能順下而反沖逆於腦則鼻流清涕也咽喉為肺之門戶氣閉於肺則咽嗌燥而痰結熱壅為痛為啞氣不能清順喉間淫淫發癢而咳氣濁則清肅之令不行津液結而為痰故嗽總為肺一家之症在上則太陽膀胱先受故背稜

冒風

作痛感冒之經者未必頭疼也宜清理肺氣則愈

疑問　冒風本為輕淺之病屢見傷風咳嗽多变為癆病而死恐冒字未為確論也　曰不然傷風實有傷風傳經數変與傷寒相似與冒風迥别已上所問冒風不省而成咳嗽嗽日久傳為癆瘵其説的確人皆以冒風為小疾致傷性命乎不得不然則之為淺醫防微杜漸蓋其故不一當詳言之

世人以冒風為小病非惟不為調治而反輕忽縱恣以致危困者一也甚有未冒風之前先已至虚今因

冒風則邪氣因虛陷裏併前症而合病從時用藥不辨虛實而誤治者二也亦有稟性抑鬱鬱怒性急蘊內有虛熱骨蒸偶因冒風而咳、傷肺絡痰紅痰嗽者三也有酒後裸體入房風邪陷內成癆者四也有因行房後汗出當風邪入三陰傳為虛萎或為勞風者五也又有童子室女情性執滯但見愁鬱不生歡笑內鬱則發蒸偶因冒風咳嗽竟成癆病而死者六也又有體肥氣盛性情躁暴素無疾苦偶因冒風咳嗽經而燥心暴怒竟至痰紅音啞喉蘇咽疼刺涼藥熱大肉頓消而死者七也有勞傷勞力負重遠行因躁熱而洗浴涼水當風而坐卧致咳嗽吐血而成癆死者八也有師尼寡婦并室女童子嫁娶愆期則憂思忿怒君相二火欝精蒸炎復感風邪致咳嗽喀血成癆而亡者九也有産後血氣未復正虛之際不能謹慎為風所襲邪入陰分為煩渴骨蒸醫者不知清散徒用酸斂補氣血之劑則邪愈固而熱愈熾遂為不起者十也已上十死予所親見悉知世人惟知冒風小病豈知利害若此顧生者須知虛邪賊風避之有

時恬淡虛無，真氣從之，精神內守，病安從來？若病入膏肓，即有金丹，何裨于事哉！凡始病調理之法，必當細察人之稟性形骸何如，從前曾有何病，今之受病併未來傳變之病，早為詳究，瞻前顧後，庶為良工。凡病皆然。

冒風之脉　若微浮滑數者，則易治而易愈；若浮弦或急疾而濇數者，則難治而難愈。其風初則清散，久則風化為熱，宜以兼症治之。

冒風主方

冒風

芎手蘇下荊半下防下杏半下前胡下甘下吉手加葱引
姜如有寒邪客於肺腧必兼頭疼發熱鼻流清涕痰
嗽聲壅當加細辛下羌下姜兩片如不天氣寒嚴必加
麻黄手如外有風寒内有鬱熱其脉浮數緊而痛
鼻塞多涕咽干喉燥加葛下與芩下如本熱標寒原
屬内熱鬱久而生風非外感之風忌用發散脉必浮
洪滑數因重衣厚被壅熱生風也症則咽干喉痛濃
痰頑嗽宜清凉發散加葛下薄荷手芩下只壳手而
去防芎前胡之燥藥如傷風日久風邪已散鼻息已

利惟痰嗽不清加花粉桑皮半夏陳皮而去防蘇荊芎如人平素元氣不足體弱而易于感冒風痰嗽日久者脈必虛微外症如瘧發散之藥不宜多服恐腠理不密更易受風必致自汗氣喘畏寒之症前方一二劑即加參苓與陳去防蘇芎如人平素陰虛火盛曾有痰紅之恙脈必虛數或浮數忌用辛熱發汗之藥然既有風邪不得不為之宣發當加干葛而去芎前以防痰紅之患服一二劑即止宜加桑皮花粉以去防蘇如人平素虛弱精神不守飲食減少痰紅頻嗽盜

冒風

汗遺精偶感風邪不得不治加款冬金沸乙竹乾葛与貝母半卜宜去防蘇桔芎以治之已上瀲歛治風邪未清之方若風邪已散而痰嗽未愈者另有咳嗽本门或長遠不愈者又當在虛損癆瘵二门中兼而詳察用清補之劑爲可也

○咳嗽

夫嗽爲輕咳爲重嗽本因痰嗽出痰即緩所以易愈咳因氣逆炎火而咳咳本無痰因咳之不已則津液勉強爲痰痰來少緩一二劑氣逆仍咳咳傷血絡漸

成血症所以難愈，延至精枯血竭，喉痛音啞，臨死不愈。繼因氣愈逆而咳愈甚，必待氣絕而死。今人惟知消痰、順氣、清熱三法，不知此氣乃我身下元之真氣也。若真氣虧一分則咳甚一分，真氣虧五分則咳甚五分，而真氣竭絕則死也。

五臟六腑咸皆咳嗽，若非氣逆火炎，則肺氣清順，何至於咳？咳則五藏之氣隨咳隨逆，其火轉咳轉逆升，久而傷經損絡，血隨氣逆，痰隨氣壅，精神氣血逆亢，日削，勢必咽痛喉爛，氣喘津枯，噴白血而死矣。

咳嗽

吐

肺為清虛之体纖邪不容有二十四竅按二十四鄭氣統領周身之氣上焦屬宗氣宗者大也大氣積於胸中亦名氣海与腎開動氣呼吸相通一升不降平順清肅何咳之有故經曰肺者相傳之官治節出焉乃乾金之體輕清之用若氣逆火炎則咳〻則有聲一如物扣則響金空則鳴之義若氣閉痰壅金燥葉萎音啞聲嘶即咳亦不響矣治嗽必先知主氣之源本乎腎氣宜納水得根壯水固本則子母交通而諸藏之氣無不平緩清順自無剋制亢逆之憂矣苟專

務於順氣、止嗽、清火、消痰，不顧本元，則何裨於事哉。夫咽喉肺葉嫩薄嬌脆，易于傷損，故咳久則喉痛音啞。陰虛咳嗽者到此地位，非有虛凝靜定之功、煉息歸根之法，而惟責成於艸木，難矣。今以切要數門治法備後。

痰嗽

痰嗽者，因肺胃心胸之間有痰壅塞於氣道而嗽之，出痰涎則緩。其脉必多滑，以浮沉遲數微洪以别之，固脉所見而分治，宜本痰门參究。

痰嗽主方

橘半　甘　梗　杏　苓　枳殼　生姜引捷

如浮滑主風熱之痰初起者加前蘇荊芥以疏散肺經之風熱而沉滑者主氣滯結痰加蘇子桑皮金沸以清利肺胃之氣　沉滯而滑寒痰為嗽加紫蘇炒桂枝　麻黄手以溫散肺經之寒痰　滑數下清熱論浮沉是火痰為嗽加苓炒貝炒紫苑炒而去半夏姜以清熱　虛而微滑按之無力此肺胃氣虛或血虛為痰嗽加貝母炒麥冬炒知母紫苑皆乙宜去只吉杏半以顧其虛　而元氣虛極者加參炒　如脈滑

大者此必陰虛火盛金燥痰紅預防吐血加生地錢

麥冬二錢 貝乙錢半 知母乙錢 玄參錢以去杏半虎吉而清熱潤肺滋血為痰嗽捷徑蓋火痰嗽者因火盛金燥而咳也但火有虛實之分須因脈症而參治于六脈洪大或洪滑緊按有力形神光彩飲食如常而善飢唇乾口燥渴欲飲冷下惡熱咽痛痰色濃厚此有餘之痰火也故用

实火痰嗽

貝錢 花粉錢 甘草錢 蒼薄荷乙錢 杏乙錢半 桔錢 麥冬錢 粉錢 同煎

因火炎金燥以貝花麥杏以潤肺花粉苓桔以清火病在上故以甘

咳嗽

桔爲舟楫　如痰盛大便秘六脉滑而有力者加瓜
萎霜分臨卧服滾痰丸錢以通之
虛火咳嗽者非火爲虛也因人精神元氣不足三焦
之火乘虛而逆於肺肺爲火灼氣逆而嗽嗽則有定
嗽時面紅氣逆咽乾喉痒而煩渴其脉虛而微弱或
浮而無力或數而不清痰色清薄飲食減少此爲虛
火咳嗽　麥冬錢生地錢車前　芩格乙知母錢滕分
貝錢紫菀錢滋源益三焦之火非滋補則不歸源宜
壯水之主以制陽光以麥地知母滋金水之化更參

膝車前導火以納氣肺氣清則嗽自緩故以司母消痰。紫菀順氣如氣虛者加參而金水膏同本丸亦宜兼服也。風寒咳嗽者即前冒風門內冒風冒風之症也

治感冒風寒咳嗽主方

前胡錢半　杏仁錢　半夏錢　吉更錢　甘艸錢　蘇葉錢　防風錢半　羌活錢　生薑片

因肺氣為寒邪所鬱其氣不利故以杏前半吉甘以理氣清痰蘇防羌活以疏解風寒三日內可服三日外咳嗽未清加葛錢半　桑錢　陳錢　荊錢

咳嗽

而去羌防蘇葉七日已後不宜發散加紫菀桑條杏去皮去蘇葉羌防以酙酌治之

肺脹咳嗽者因肺主氣、虛不能宣布施化而反逆滯於本經閉逆而不潤所以發脹、則由府雲門兩脇之間經絡皆不能通利故氣高而發喘非喘病也偏左則左脇不能貼席偏右則右脇不能着席則頻嗽矣此症爲氣脹其在左則入迎必弦急在右則氣口不弦滑而數宜從方調補

氣脹咳嗽清潤寬胸

車前下 紫菀[illegible] 桑[illegible] 貝母[illegible]

蘇子炒橘紅炒以紫菀潤肺而寬胸貝母清痰而下氣桑皮瀉火蘇子清上橘紅和中車前導火皆有順氣之能相佐取效如虛氣脉微者加參芪減紫菀而去桑皮蘇子虛熱內甚者加麥冬知母以清火

肺虛咳嗽者肺家元氣自虛而病也以其自虛故脉理不容無風而惡風不寒而怯寒氣短氣怯而咳咽有痰亦薄神氣倦怠一作臥懶言食少形瘦面色皖白六脉虛微而弱按之無神遺精滑泄此皆陽虛之症宜補益元氣則咳不治而自愈若專以清熱止嗽反

咳嗽

速其亡矣

治肺虛咳嗽主方

參[illegible]芪[illegible]朮[illegible]棗仁[illegible]茯神[illegible]桑皮[illegible]陳皮[illegible]炙甘[illegible]

黎明午後服　蓋以參補宗氣芪補衛氣朮補營氣三味專補三焦元氣故以爲君也棗神以安神神寧則氣固故以爲佐使以桑陳者因氣逆作嗽故以二味清降本經之濁氣然桑皮瀉中有補非瀉元氣也炙甘以和中而瓊玉膏宜常服

肺燥咳嗽者因金體喜潤潤則生水以滋養吾身若

肺臟一燥則水源先竭火無所制反受鑠熏蒸氣濁而咳，咳則喉干音啞痰結便秘肌膚索澤煩渴引飲脈必虛數病久則濇數形神色脈皆萎矣當用肺燥咳嗽、貝二錢苑錢半松肉一錢枇杷葉二片生梨一錢知母一錢甘菊一錢蔘松肉氣味清涼潤肺滋補之良劑也故以為君貝苑利肺氣而不燥故以為臣甘菊清涼清散肺經之熱於上枇杷葉甘艸清肺經之熱于下生梨之甘潤和肝知母之甘寒壯水使大腸燥金之氣自滋以泄炎燥之熱如濁氣浮沉逆者加蘇子一錢橘一錢杏錢半

咳嗽

更宜常服金水膏以治之

癆症咳嗽者　因内熱鬱蒸生虫，虫侵五臟而咳。初起未至蔓延，早爲杜絶，庶幾易愈。若遷延日久，喉啞聲嘶者不治。六脉細數而急疾者不治。於六脉平緩有神，飲食不减，大肉未消，以後方調補，尚有生機。

大凡癆瘵必起於鬱，鬱則内蒸，故用貝知二母清痰寧嗽功多。開鬱蛤蚧透骨追虫，以百部爲佐，殺虫獨步。地骨薄荷清散内蒸之熱，使以橘甘者，調中和胃也。如血虚者加茜根木氣虚者加參麥冬

脾虛者加苓而便結者加杏以潤之

治癆症嗽主方

蛤蚧下 貝文 知母下 骨皮下 百部二下 薄荷五 橘紅五

甘草下 五更前連進二服緊閉眼者為當四化氣

肺俞膏肓四方百之穴晝夜焚乳香用艾頭四十九

個加麝一分搗爛烘熱擦背梁骨節及四肢骨節之

間則虫自下矣此治傳尸癆嗽之要訣也

肺痿〻字當作萎字一如艸木下無水土滋灌上無

雨露滋化性枯而落謝之意凡人肢骸五藏皆可靈

咳嗽

萎不專于肺此肺萎者言肺體枯燥而焦乾萎槁以至音啞聲嘶干咳形羸骨蒸內熱皮毛皺裂本精津血液涸竭之症宜壯水滋陰清熱潤肺可十救一二若不善調攝妄投藥石者不治六脈沉濡而急疾或細數而不清脈口皮膚肌肉干枯銷鑠者死氣高而息粗者亦死

治肺萎主方

麥冬錢　天冬錢　生地錢　貝錢　參半錢　紫菀錢　知母一錢二分

萎蕤錢　隨時徐徐嚥服或蒸膏噙化　痊愈靈驗

外清金壯水以滋養精津血液消痰除蒸而色如唐結者加橘紅蘇子去天冬生地脾泄者加山藥茯苓去天冬生地知母空心宜服固本丸集靈膠瓊玉膠金水膠之類

患肺癰者右脇控之必痛或生於中府雲門或生于下肺葉之上潰爛出膿出血缺盆引掣而痛喉腥口臭痰色不定穢氣逼人噴出如爛肺者不治此皆平日縱飲任性喜啖炙煿一切熱毒之物兼之淫色過度精神虛竭所致六脉空大虛數或弦急無倫皆死候

咳嗽

也若六脉平緩性情恬淡瘡色如嚶飲食如常者可治。

肺癰主方

生地二錢　白芨錢半　貝二錢　桑皮錢半　苑一錢　茜根一錢　百合一錢　甘節一錢　不拘時服或煎膠噙化因瘡本熱毒最忌外科之劫藥一如金為火煅必須清金潤肺涼血解毒收斂為主也如火盛者加黃連五分　玄參一錢　痛極毒甚者加銀花一錢　連翹一錢　而去桑皮百合若血多者加生地阿膠二錢　以煑肺蘸白芨末不時食之空心宜服

固本丸

致嗽之因總不出氣逆而火亢如川芩連知柏以瀉熱清火只壳桔梗蘇子栝蔞以順氣消痰即克伐元陽之真氣是速其死矣且肺家本經元氣自病而不能下順逆而為嗽不得已用清利平緩之藥如桑皮紫菀貝母車前之類以順之益此火於三焦命門之真火人非此火不生安敢再服苦寒剋削之藥以傷本經之真氣哉

咳嗽

肺家本經寔火或傷風傷 理當苦寒之藥瀉火以

解散之如誤用人參是助其炎爍之勢也故在所必忌若人精神氣血已虛府藏不和外則形神色脉已萎肢體衰不得不補使補足精神以歸氣順咳嗽不治而自愈矣若人參者出于陜西之上黨形如人參以皮色白而微有沙黄之色金井玉欄白嫩而甘甜平淡不苦者為真雖能補陰然其性味平淡亦嘗捷效今肆中所售者皆近心之桔梗在地久遠老而起心便有花紋其性与吉更無二用此等補陰及提濁氣不亦謬乎

厘勁

𩙪音非

一〇　瘈痓　痓者音近熾也勁也瘈音翅

痓者勁强不和之義所謂剛痓也屬陽痓者濇結不通之義所謂柔痓也屬陰以其陰絡閉而陽絡空虛濕熱遊行於血脈血脈不通四肢搐搦而振掉口噤頭搖目竄角弓反張面青畏寒汗出如雨周骶頸痛口熱身涼名曰柔痓以其陽絡滿而陰絡空虛風熱遊行於血脈血脈不和肢體拘攣掉眩口噤頸項戴眼角弓反張體熱面紅而無汗筋骨勁强故名曰痓也

痓痓

剛痓柔痓原非本病此皆因病而相傳也凡人病氣虛者爲柔痓血虛者爲剛痓其病之本本氣血兩虛虛則必有兼症而觸發如風暑寒暑濕燥火爲外觸如有藥補瀉疏散叔耗眞氣血脈爲內觸也凡內觸者先因病而眞氣虛血液枯或兼產後血枯氣弱汗液過多致虛熱內鼓而發也或濕家多汗而重發濕家汗致氣血重虛虛熱內薄而發也或瘡家血液久枯而重發其汗反奪津液而盡內熱亢反兼風而發也凡外觸者先因病久精津血液已盡偶爲外邪觸

從隨而內鬱，鬱則為熱，熱極化風，風熱內薄而發也。今分外感內因二方，於後以備采擇。外感者脉則浮弦緊而搏太急，疾熱汗；內因者脉則微弱濡散虛弦，無力而多汗也。

通治外感劉痙主方

當歸二錢 秦艽錢半 川芎錢 黃芩錢 羌活八分 防風錢 甘草三分 生姜三片

劉痙本於血虛，故君當歸，而臣艽芎，又熱鬱於經絡，故佐黃芩而瀉血中之熱，非風藥不足以越閉鬱之熱邪，故使羌防為導引之要藥也。加者風加

痓痙

荆芥半木羌活木如有寒加羌活卜桂枝五去黄芩如有暑加干葛禾香薷卜如有濕加蒼术卜羌活五去黄芩如有燥加前胡半卜首烏禾連翹半卜如有痰加橘紅卜杏仁半卜以治之

通治内肉𤷍痓主方

當歸禾人参卜秦艽半卜黄芩卜荆芥半卜桂枝卜甘草禾

𤷍痓本于氣虚血弱益元氣以人参補血用當歸血中有熱秦艽可清氣分火鬱黄芩可散佐荆芥以清風熱之内鼓使桂枝甘草以凑腠理之不密如産後

氣血兩虛者加白芍（下）黄芪（炒下）如發濕家汗者加黄芪（炒下）防風（下）以去荆芥如發瘡家汗者必加白术（炒下）川芎（下）如氣血從虛而兼之勞煩虛熱內搏者加參（下）芪（下）术（下）白芍（炒下）忌用香燥辛熱發散之藥如白芷烏頭細辛之類此治柔痓之準繩也

痓痓

内傷

内傷二字不易言也俗以跌蹼損傷筋骨死血之外傷認爲内傷槩用破血行血之藥殺人不少東垣分外感内傷者言傷之形症一如外感傷寒相似懸殊人誤治故有内傷辨要細〻分析今予將類似内傷分别于後以破積惑

七情内傷脉症者因憂愁思慮鬱怒矜持恐怖驚詫此皆情志抑鬱神情不能流發意興不能暢遂使精神氣血暗耗形容肌色枯萎飲食漸減亦有真寒假

内傷

熱之症滲滲憔悴漸成痞隔中滿脹㾦鼓脹諸病脈多沉弦濇數三五不調宜宣鬱醒神調氣和血之藥主治

茯神一錢　棗仁一錢　當歸八分　遠志五分　益智五分　貝母八分　橘紅七分　午前後服

情志之病本無形之氣抑鬱故藉茯神棗仁歸身以養血寧神為至遠益開鬱以醒神為佐貝橘開鬱以清痰為臣而內熱者加酒炒黃連五分　人參八分　臨卧宜服寧志丸

房勞內傷脉症者因淫欲過度竭盡精神元氣頭目

虛眩肢倦怠五心煩熱食味不甘自汗乏力皮寒骨熱腰脚酸疼其脉虛大而空數或沉濡微弱而無力須培補為主　人參炒黄芪炒當歸炒熟地炙茯神炒棗仁炒麥冬炒五味子故以參芪益元氣歸地補精血神棗安神麥味生津也如熱甚者加知炒脾胃弱者加术炒茯炒去熟地麥冬不時服保元膏空心用河車大造丸

内傷

勞煩内傷脉症者遇事繁冗勉強應酬勞形費心參

走辛苦飲食以節食而不甘口乾舌燥煩熱交加腰
膝酸疼其脉虛數或微弱或滑數宜調補精神氣血
爲主　人參半卞　黄芪卞　茯神卞　棗仁卞　當歸卅卞　丹參卞
龍眼肉卞　麥冬卞　五味卞　如自汗盜汗倍黄芪去丹
參　蓋曲運神機勞傷乎心過事多言勞傷乎脾謀
慮決斷勞傷乎肝右方皆凝神益氣養血滋補三經
之劑也臨卧宜服天王補心丹寧心定志潛丸
勞力内傷脉症者有挑負重作務勤勞因力加工皆

能傷筋動骨損氣耗血經絡不和肢體疼痛口苦舌燥乍寒乍熱脉則虛弦而濇數以補氣和血健脾强力之藥主治

當歸錢 川芎錢 延胡錢 紅花五分 牛膝錢 杜仲錢 萆薢五分 獨活五分 陳皮五分 只壳五分 服後飲酒以助藥力夫勞力者以氣血不和用當歸川弓以補血紅花延胡以和血牛膝杜仲以强腎萆獨活以舒筋陳壳以順氣而胸中不快者宜加查肉錢去牛膝杜仲以治之

內傷

飢餓內傷脉症者或過事繁恐飢路遠失時年老致漸致傷脾胃清純之營氣反使心胸飽悶嘈雜管痛肢體倦怠虛寒微熱其脉空大無神或濡弱無力宜和中養胃之藥主治

白术錢人參錢茯苓錢當歸錢白芍錢神曲錢陳皮錢炙草錢

次餓則傷胃過飽則傷脾故以參苓甘以益營氣歸芍以和營血麴陳炙甘以和中氣加作脹者加查肉錢茯苓錢而去參歸發熱者加柴胡錢乾薑錢而去參芍或病久者參术必不可少空心宜

服飲生丸

飲物內傷脾症者，胃強脾弱，不能消磨，所以上脘痞痛，脹滿不舒，胸悶壯熱，惡食嘔逆，飽噯噯酸，吐逆失氣，脈則弦滑而有力，頭下疼不惡寒，如其非外感也。當和中消導為主。山查錢 神曲錢半 麥芽錢半 陳皮錢 厚朴錢 淡豉錢 甘草五分 生姜三片 右查曲芽陳朴豉甘等之平劑而消化之，最忌三稜、蓬朮、兵郎等過于剋伐，反傷真氣，更不能消磨矣。如傷生冷，加藿香、木香。

內傷

如傷炙煿，加黃連五分，只宜錢而去厚朴；如傷大葷油膩，當加砂仁錢、木香五分，須服保和丸二三錢。

飲酒内傷脉症者，夫脾喜燥而惡濕，故多飲則傷脾。酒性屬火，善走而易傷肺，所以有酒家肺癰之病。酒本屬水，善積而易傷脾胃，所以有嘔逆惡心、暴泄腹痛之患。力不勝者，則有狂妄神昏、燥渴吐瀉之疾。其脉則洪大而滑數，以和中爲主，上下分清自愈。

乾葛錢　半夏錢　茯苓錢　藿香錢　蘇葉錢　陳皮錢　白蔻五分

內傷

澤瀉（炒）生姜（三片）如脾泄加白术（炒）故和中理脾以茯苓陳半和中清胃以霍香豆蔻生姜達表汗以葛蘇利水道以滲於也

內傷者跌打損傷胃重悶胸挫氣經絡外則肌肉青紫皮膚破損內則筋骨疼痛不能舒展若瘀血不散寒熱交攻惡心脹滿氣結不行而咳氣喘痛經絡不通則伸縮艱難此外傷之病今之醫者誤名內傷禍流不淺

當歸（三錢）紅花（炒）桃仁（炒）山查（炒）玄胡（炒）陳皮（炒）防風（炒）羌活（炒）酒水各半煎

右方活血以消

瘀當歸為主，桃仁、紅花佐之。順氣以寧痛，查肉為主，延胡、陳皮佐之。通經活絡，以羌活、防風為引導。如瘀血未盡者，加蘇木系，先煎。如大便不行者，加酒浸大黄二錢。

資生丸

人參（去芦，蒸，三两）　白朮（米泔浸，炒，三两）　茯苓（乳拌蒸，一两半）　新會（炒，二两）　查肉（炒黑，二两）　神曲（炒焦，二兩）

川連（姜汁焙，三錢）　白蔻（三錢）　澤瀉（三錢）　桔梗（五錢，炒）　藿香（伍錢）　扁豆（炒，去殼，二兩）

蓮肉（一兩，去心）　苡薏（淘，炒，三兩）　山藥（炒，一兩半）　麦芽（炒，一兩半）　芡實（一兩半）　甘艸（蜜炙）半

右藥為末，蜜丸如桐子大，每服淡姜湯下一二錢。

繩孝堂錄附後全書

痢疾

或問　痢者利也如何欲去欲不去不去反覆至後重下注窘迫而痢刻無少緩反至登厠所至只一二點又不去矣何以名爲痢疾　曰所言痢者正言其不利也以其不欲利而利耳内經謂之滯下是欲下而結滯不通之義也此乃實爲無形之濕熱下迫迫滯肛門是火性急速之勢使然耳

或問　所痢之積滯穢垢或紅或白或紫或黄汁或醃魚滷者或即愈或難愈者或有至死者其故何

痢疾

也

其積有藏府之分表裏之因夫治痢之法慎之於初則易愈若不善於調治則難愈若錯悞傳藏者死也其色之不同要隨濕熱之毒論之傷於氣分則白血分則紅白者易愈紅者難瘥血氣而干紅白相兼者亦難愈此皆大小腸六府受病而爲積滯者雖云濕熱之氣蘊積而成亦假水穀之糟粕而成也故曰易愈若久日而飲食日減熱毒日深由府傳藏則色不同其形亦異如魚腦如醬豆汁者脾病也如醃魚滷

者肝病也如屋漏水者腎病也所謂傳五藏者危也

或問　下痢之病多見於夏末秋間春冬則少可是夏傷於暑秋必瘧痢痢之成因暑毒久伏於藏府而成者乎曰不然若暑毒干於藏府彼時則霍亂吐瀉傷暑中暑之病立刻便發焉能久留於藏府安然無恙之理內經所云夏傷於暑秋必瘧痢者非謂暑之所傷也大凡夏令宜熱若逆熱而在外之汗液蒸透則無瘧矣在內之傷胃不爲冰水生冷之所干謹慎飲食則無痢矣今人畏暑貪涼外

痢疾

受涼風所遏汗液閉而不透隨所感而爲病內食生冷油膩冰水瓜桃使暑閉氣於大小腸復與生冷之性混積於中醖爲濕熱之毒至秋收之令其氣閉而不通隨所觸而變痢此傷之一字非指外感之所傷寔傷時違令之義也若長夏居處曠室夜不貪涼露坐忌食生冷油膩之物則二病永杜矣夫瘧痢之病皆縱性不謹之咎耳

或問 夫長夏炎暑之時人皆知其暑毒熱有暑毒感伏後有瘧痢之患預服香茹飲六一散二病原

不能免者何也當知與其服香薷六一不若慎起居節飲食遠房幃惜精神勝服藥多矣若身中果有暑氣在内服此藥者病當之而病去若無暑氣感受於中是無病服藥反傷腸胃之元氣乃始病之原也戒之

痢疾

或問 有病痢而噤口者死有老年茹素而病痢者死何也 前文所論致病之因〻於傷暑然而發痢之症所觸不同有外感内傷之分病人之稟性有虛有實腸胃有厚薄不等若外感之痢與傷寒

治法同須分三陰自利三陽自利夫三陽自利者初起必有頭疼身熱嘔惡不思等症若以平常六府積滯治療者亦至於老人則元氣虛而腸胃薄初起不敢消導隱忍而悞治至痢傷精神元氣必死矣茹素之人腸胃虛薄不能勝其濕毒痢脫元氣亦死凡治痢之法須慎于七日之内先辨外感内傷審其脉性之虛實腸胃之厚薄察其胃氣何如在表者先解外邪在裡者急為蕩滌〻〻未盡再為消運必俟腸胃清楚只宜穀食忌用葷腥滑腸

之物、凡外感之症利於湯藥不利於丸藥内傷之病利於丸藥不利於湯藥如此分治十無一損但恐病者不以病爲重縱恣而不信醫致成危症宜合予附方於後以備采用

痢疾

外感之痢者外受風寒暑濕之邪不曾表散隨秋収之令内陷於腸胃与暑濕之毒相并而成痢常人惟知治痢竟不踈散在表之客寒先用硝黄蕩滌有形之積滯〻〻雖下而外感無形之邪乘虚陷裡閉於胸中痞結不舒使胃氣亦閉所謂噤口痢是也凡有頭

疼酸熱或寒熱似瘧痞滿嘔惡腸胃窘痛下痢膿積不思飲食其脉若浮弦爲風寒浮數爲暑浮濡無力爲濕此係三陽自利先既在表之邪俟汗透邪散解凉方可議服香連導滯丸蕩滌積滯三日之後表裡俱清以柴葛解肌之藥和解以香連丸治痢七日之後可獲全愈矣若表裡一差。变症不一矣狀若微沉滑濇或虛散無力乍寒乍熱惡心嘔吐四肢厥逆痢如荳汁魚腦屋漏水者此屬三陰自痢宜桂枝湯解表表已透以香連化滯丸略導其積滯再繼理也

湯或四逆湯溫散溫補及香連固本丸培植根本此一定之理也

夫三陽自利、辣表之劑者 防風(錢) 羌活(錢半) 蘇葉(錢) 干葛(錢半) 淡豉(錢) 神曲(錢半) 陳皮(錢) 甘草(五分) 生姜(三片) 如有暑、加干葛(錢半) 香薷(錢半) 減防風(錢) 去豆豉 如有濕熱加半夏(錢半) 去干葛 右防風祛風 羌活去濕 蘇葉散寒 干葛清暑 豆豉消食、神曲化積、陳皮甘草和中 通治三陽表症之要藥也 表症解後服香連導滯丸 空心姜湯下二三錢 如不行連服二三錢、以通快為主 三

痢疾

日前皆用煎方三日後繼用後劑

治三陽自利和解之劑者　乾葛二錢　柴胡錢半　山查錢半　厚朴錢　陳皮錢　黄連錢　白芍錢　甘草一錢　生姜二片　有痰惡心加半夏錢半去白芍因邪熱尚在少陽陽明之間以柴葛清解積滯尚在腸胃之間以查朴陳甘以清黄連化濕熱白芍和血脉如陽明自利須去厚朴空心飲瀉送香連丸三錢而旬日後當另换調補之方也

治三陰自利清表之劑　防風二錢　羌活一錢　蘇葉錢

桂枝五分茯苓八分陳皮八分甘艸三分生姜三片三日前服此表熱少清當治積滯空心姜湯服香連化滯丸二三錢以通利為度不利再服三陰自利多屬裡虛而外邪湊之故用前方以溫中散寒三日之後宜早辨識症虛寔寔則無恙虛則至繼後方溫補以防發呃下利不禁之患夫溫補者用參苓芪朮以益氣炮桂陳甘以和中澤瀉砂仁以導濕也

三陰自利清理之劑　白朮一錢茯苓一錢五分人參八分陳皮五分黃芪八分澤瀉八分砂仁八分肉桂五分炮姜五分甘艸三分四肢厥逆發呃者必加附子五分日久下利後重不禁者宜加升前疾

麻升柴胡升而去澤瀉空心當服香連固本丸以培之也

内傷之痢者因無形暑濕濕熱之氣蘊積於大小腸偶爲飲食失節并合鬱蒸於中而成積脑腹脹滿窘迫而痛痛而下迫後重不通六脉洪滑或弦滑或弦數此皆初起積滯未行以煎丸同服攻逐爲先三日之前表裡分利踈通爲要

内傷下痢初起主方

痢疾

乾葛錢　查肉錢　香薷分　厚朴分　木香錢　黃連錢
陳皮五分　甘草錢　車前分　白痢加半夏分　姜三片　去黃
連治紅加白芍五分　良當歸分　再進去厚朴木香兼
用香連導滯丸。空心白湯送下三四錢。不利再服
以利為度。凡痢初起。知其脉症為有餘。要在三五
日之前。急用前方表裡逐攻。以去病為先。切勿遲
疑致元氣先脫。積毒尤甚。以至不可治也。

夫內傷七日前後。和中之劑者。

扁豆錢　茯苓分　車前五分　黃連分　白芍五分　陳皮分

甘艸一錢 升麻五分 表裡有餘之邪已經疎利相宜此方

和脾胃而清暑熱為調理之平劑云如中氣虛者加人參錢半而減黃連五分白芍五分如紅積尚多者宜加烏藥五分腹疼者加銀花一錢空心服香蓮丸一錢

治內傷半月前後調補之劑者

人參錢半 白术一錢 黃芪錢半 茯苓錢 陳皮錢 砂仁五分 升麻五分 甘艸一錢 因利久則氣虛君白术而佐人參黃芪以益氣培土為主同陳砂以開宮結之胃氣

升麻以提下陷之清氣則後重除而中滿消漸淺健運之舊矣如小水不利加澤瀉虾車前子以利之如積氣未盡用香連導滯丸以消之或香連順氣丸兼服若元氣虛極以香連固本丸同煎劑治之

内傷血利者　因暑毒伏於衝脉其血因熱而内傷則所下皆鮮紅散血或瘀紫死血其脉滑數可治若弦急濇數不治此乃衝脉受病肝經不能維持与脾俱病血是血糞是糞最難調理者也宜用白

痢疾

芎下　黄連下　阿膠下　地榆炒下　人參下　升麻下　烏梅下　甘草下　兼宜服香連丸二三錢以治之

休息痢症治　　患痢數月半年淹淹不愈，此爲休息痢也。以其痢久不休息，且皆因初起忽略失於分利，致濕熱之氣伏陷于衝任之脉，氣血不利，綿遠不休。只氣調和氣血以培本元，不必因其積與痢而徒務消導。凡人有胃氣者生，無胃氣者死。夫休息痢病在衝任，本脾胃尚健，飲食雖減而日進，故久病不死。若胃氣絶而脾不運，則肢體浮腫，氣逆作喘而死矣。凡痢於五十日外不必拘於治痢只是補脾胃之元氣為主元氣得復餘病不治而自愈若只治痢無有不死者當用白朮下人參丠下茯苓丠下白芍五兵麻耒砂仁平神曲下陳皮下車前下甘草平空心飲湯服香連固本健脾丸以愈之

而久痢脾虛浮腫喘逆痞脹者治以茯苓下人參下白朮下橘紅丠下桑皮丠下桔梗卜薑皮五車前下以安之

痢疾

鼓脹先腹大後四肢腫者爲脹或獨腹大四肢不腫

鼓脹二字，皆比喻之義。鼓者，象其形；蠱者，似其義也。無非虛假之氣耳。氣運則寬，氣滯則脹，得陽生之氣則寬，稟陰凝之氣則脹也。

或問：屢見鼓脹生者少，死者多，何也？世謂風癆臌膈，是病難醫，然未嘗言不醫。生臌者甚多，亦未嘗坐以待斃，但無有不爲医治者，所苦因病人不知自家受病之深，致病之因，性急而欲速，唯求一刻之寬爲樂，在醫家不知医理之隱微，元氣之造化執一己之見操畫一之方謂之專門治蠱徃〻試之初起者有元氣之人得其洞泄而寬〻後果能保養自重或保無虞若不善調攝反覆一二次即死若試之以虛以病元病已敗之人洞泄一次而愈脹瀉至羸喘而死或有醫家執一偏之見或自遵東垣法丹溪宗立齋以王道爲主只是補益脾胃之元氣〻能充滿其脹必寬脹後少有脹滿病家疑爲補之過醫家亦悔其補之甚也復用瀉藥瀉之不效復從而補之輾轉無主或病家求愈

之愈既廹其勢必至旦暮更醫補瀉各持攻守莫定即取決神明而再三之瀆卜亦難憑因是藥愈投而病愈甚謂之難医寔不死於病而反於醫耳

或問　既不死於病而死於醫或可不服藥而愈否

鼓脹之病本顯明易見之病第醫家病家未悉致病之因成病之理徒用補瀉以求速効反致速死若予臨症三十年水腫鼓脹者已經歷千人所活者十分之三〻分之中寔非藥之功能也皆自知受病之因自知調理之法而愈寔非藥力所專雖

鼓脹

言不服藥難言不補瀉全在病家知病善養医家知藥善治主客相投原難全効今以平素得心應手方法備悉於後以俟高明印証

或問　既有善治之法何至於十全二三鼓脹初起必死者或有然亦十之一二但人情性不同受病亦異不知自養即有奪命金丹不足以起精枯氣竭神敗之人故必先調性情蓋鼓脹之病于性情急躁者恃强陽之性平生無和緩之氣元氣日漸以傷兼之縱慾恃暴虚靈之神元和之氣無日不

損加以酒色剝削愈甚一有暴怒鬱結不舒之氣忿忿不樂悶悶不快及藉酒色以自遣遂成脹滿之病也至若性情熱滯者雖木訥不言心中無一刻之寧千思萬想日夜躊躕而不決生平絕春生發達之氣悒悒不樂快快而鬱結若有外事所干不平之氣惟鬱怒而不發使生氣內絕營衛閉塞反以酒色財氣為一身獨任必成脹滿之病矣務須先調性情預知致病之因自悔自釋憂無觸發早明此病必死者竟以身心為必死之身心以待

鼓脹

之凡身外之事世上之物與我無干所謂忘之以然必生先覓一靜室尋一二知己代勞潛心靜養蓋飲食本欲滋養後天之生氣獨鼓脹在胃不納而脾不運全賴飲食之準節節之法只以穀氣爲主葷菜次之只宜少喫毋使其絕寧使其易飢而再喫不妨陸續使穀氣不斷生意不絕鼓脹脈症古人已悉今但敘治法約以百日爲期如法調理元神未爲全復再養百日病根始拔不至反覆謹慎三年可保無恙矣

初服治鼓之方

鼓脹之症先從情志抑鬱志意不暢營氣先病以致中滿而至於鼓也藥宜理脾胃爲主忌用剋伐之劑又心腎兼病禁用大補宜輕清之劑和之

白朮二錢 茯苓錢半 澤瀉一錢 陳皮錢半 砂仁一錢 防風一錢 炮姜五分 肉桂五分 當歸二錢 川芎五分 煨姜二片

半月之前宜服此方以白朮益營氣爲君服五日又加五分加至三錢止以茯苓之淡滲同澤瀉以分利爲臣陳皮砂仁和中理氣爲佐防風姜桂透其生陽之氣

而弓歸者調營氣以和血脉也

前方服十劑後繼進此劑

白朮禾人參少卞附子禾肉桂卞茯苓木少連皮陳皮卞防風卞澤瀉卞煨姜三片益營衛者人身之陰陽也以參附煨姜益衛氣朮桂和營氣營衛一和發生健運之力漸復以苓陳化中宮之濕氣防風升清滲瀉利濁此方可以常服已後白朮加至五錢人參加至三禾附桂加至錢半此四味乃治臟之要藥也空心繼服益氣丸三五錢而益氣丸者人參一両

丹皮錢澤瀉錢沉香錢桃紅錢附子分肉桂分以人參益三焦之元氣為君，丹皮澤瀉清三焦之火為佐，沉香椒紅化中宮凝濁之氣，附桂補命門生陽之火。日後鼓脹既愈，宜服金匱腎氣丸以收全功。

或問：前方惟有補而無瀉，諺云氣無補法，倘用補劑而愈脹，素何然？氣有餘而脹者，元氣充實，形神未憊，自當以攻逐之藥下之，下後必以前方加減調理，庶保無虞耳。

鼓脹

○水腫（先目足腫後腹大爲水腫）

或問 既云水腫其水如何不從小便中分利而反於皮膚肢體之間爲腫爲脹 病不在於水也是氣病也經云三焦者決瀆之官水道出焉膀胱者州都之官精液藏焉氣化乃能出矣 又云飲入於胃游溢精氣上輸於脾脾氣散精上歸於肺通調水道下輸膀胱水精四布五經並行以經義論之水道之運行便溺之通利皆由氣之施化通調若氣虛不能通調施化便成爲水腫也

水腫

或問　既云氣不施化通調只宜痞滿作脹何為水腫其水只宜畜於腹中及腸胃之間如何能至皮膚分肉之外若能至皮膚分肉之外如何說起不能施化通調既云水不能自行必待氣行而行其氣既能行於皮膚何不能行於腸胃耶

所言水腫其始寔非水也若果有水自能下滲不至外溢為腫脹矣只因脾肺腎三經之真氣先虧方成腫脹何也營運在脾脾虛不能營運肺腎之氣何以交通所以肺不能施化腎便不能通調矣

不運不化不通三焦之氣閉塞決瀆之官自廢州都之官亦危上下出入之機關皆不利矣因而津液皆閉血脉不流盡化爲水水因氣閉氣因水壅漸成腫脹也

或問　何以爲腫何以爲脹腫脹二者同耶否耶能腫與脹大不相同也腫者因水漬水積水畜水溢水滲皆有形有質之水故曰腫而腫於頭面四肢脹者無形無質之虚氣故只脹於胸腹之中四肢不甚脹雖脹亦左右四肢相代而脹也故另立一

水腫

門二者亦不相同氣本無形既脹反之有形出而難治若水腫者因氣閉而水道不通若使脾隨腎三經之元氣得復上下交通營運施化在皮者清以為汗在膀胱通者以為溺寔者利之虛者益之寒者溫之熱者清之無有不利者也只要分別虛實寒熱調氣為本分利次之今附主治一方學者宜對症加減以盡變通之妙若執方用藥是畫一之見也

治水腫主方

苡仁錢 茯苓下連皮 陳皮下 姜皮生下 桑皮下半 蘇葉下

澤瀉半下 肉桂五 蓋土能制水以苡仁茯苓淡而滲之陳皮之苦以利之姜皮之熱以行之所以理脾胃非補益脾胃也桑皮甘淡而瀉中有補專理肺氣佐蘇葉之辛與姜皮之辛熱以透肌表所謂金鬱泄之開鬼门之義澤瀉鹹寒瀉中有潤澤之性專於利腎引以肉桂之溫潤茯苓之淡滲所謂在下者引而竭之以利小便潔淨府之義

水腫

也營運轉輸在脾初起先理脾胃加蒼朮錢陳皮半太苡仁服二日施化宣通在肺次則先理肺氣肺主皮毛加荊芥錢去肉桂服二日決瀆通調在腎繼而陳利膀光加車前豬苓各三錢服二日七日之內宜盡三法論無寒熱虛實皆可服也如氣逆而喘肺苦氣上逆急食苦以泄之宜加杏仁三錢只殼錢如中宮痞滿不寬中滿者瀉之於內加大腹皮三錢青皮錢如日久中氣已虛脾法体倦而胃薄者加白朮三錢人參不而去苡仁蘇葉煎服金匱腎氣丸如

霍寒体倦氣霍形萎日久不愈加人参（不至不出）朮（不至不录）附桂各半而去蘇葉苡仁薰服金匱腎氣丸而内熱者加乾葛根黄連半去肉桂為治水腫一定之法也

水腫

○○瘢疹

或問何以為瘢何為疹何經主之何法治之

班者成行而不分窠粒一如雲頭高起白者輕而紅者重黑者危輕則痒而重則痛如脉浮洪数而有力者是手足陽明胃與大腸風熱之標病謂之陽班若有外感以清散為先疎導于後如二便秘結表裡清之如脉微弱遲緩不數或數而無力者是手足太陰脾肺手足少陰心腎之陰火謂之陰班若胃弱而脾泄喜食溫熱之物者以溫散之劑

和之疹者如痱如蚊跡粿粒不分明一日之出起發隐隐不當隱隱於皮膚不透出者是也胸腹必結滿下利而窘痛悪心嘔吐以清散之品發透方寬亦有陰陽虛實之分以脉之有力無力辨之

班

疹者本陽明之熱毒充極内不能疎泄外不能透發鬱於皮膚輕則爲疹重則爲班　如火乘金金体肺金受火剋制之義此陽毒之疵疹也如三焦之火乘其氣血而虛鬱於皮膚外不得透内不得達遂發疵疹謂之陰班也須分析明白庶用

不差、有外感風寒者、有陽明熱毒者有陰虛血熱者、有氣血俱熱者有陽虛血熱者有傷寒失下而發者、有陽明經症失表當發衄不斂則發斑不生順則發斑疹也而

通治陽斑陽疹者

生地[illegible] 丹皮[illegible] 黃連[illegible] 黃芩[illegible] 桔梗[illegible] 犀角五 防風[illegible] 荊芥[illegible] 甘草[illegible]

因血中伏火先宜和血以生地為君丹皮佐之芩連瀉心肺之火佐吉更犀角以透之熱極必薰風化荊防艸以散之有外感

斑疹

者加羌活川芎薄荷各五丿去生地芩連如陽明胃家熱毒黑班紫班加連翹卜石膏五月玄參半卜犀角五去防風吉更如傷寒邪熱入胃二便不通舌胎芒刺班黃者加大黃三卜芒硝三卜只實二卜去防風丹皮生地如傷寒陽明失表者當加干葛三卜薄荷木玄參半卜連翹三卜去生地丹皮犀角黃連為治陽班陽痧之法

通治陰經班痧主方

人參木白朮三卜炮姜二卜炙甘五丿茯苓半卜陳皮五丿

班疹

防風五卜肉桂三卜乃治陽虛血熱氣虛血熱之劑也

而熟地一汞茯苓二卜丹皮卜山藥卜山萸肉五卜澤瀉卜

肉桂五卜附子三卜是治陰虛火無所歸導火歸陰之劑也

夫班屬足陽明、大都發於病之尾，疹屬手太陽、明、大都發於病之前，此皆邪熱不清火乘血分之故也。時氣發疹由風熱乘於肺金閉鬱痰嗽下傳手陽明大腸則必積滯自利後重窘迫此邪熱之氣閉鬱而化火〻性急迫故爲後重併大腸之積粕蘊積而爲濕熱之積故爲積滯宜輕揚辛凉之劑發表熱有嗽則加消痰清火之藥如積滯下利則加化積健運分利之品如香連查曲車前之類更加桔梗以開提鬱陷之邪

諸汗

或問 諸汗本何物何所由而出諳掌之分門已悉但致汗之原猶未悉 曰肺主皮毛司腠理得爲方僉性而次之一也又有衛氣晝行陽二十五度夜行陰二十五度外護皮毛肥腠理温分肉二也諸汗皆由氣虛不能收斂護衛亦因內熱鬱蒸而津液外泄爲汗〻之不同隨症而得名隨名而分治之可也其脉必虛〻而微細緩弱者爲陽虛〻〻而洪數弦濇者爲陰虛〻〻以清涼滋補陽虛以温

熱補益總不外收斂固密耳

通治諸汗之方

生地二錢 黃芪二錢 白芍錢半 棗仁錢半 當歸錢 黃蓮五分 五味子 空心臨睡服

汗乃津精血液，大抵因氣虛血熱，內蒸而為汗，故用生地以涼血君；為白芍之酸寒，稟金化而涼血斂汗，棗仁之甘酸，稟木化而寧神止汗，為佐；黃芪肥腠理，益衛氣之虛，當歸和血脈，補津液之枯，為臣；黃連之苦以瀉心包之火，五味之酸益肺氣以固密，為使也。如陽虛自汗加表虛自汗也本衛氣虛而陽氣實腠理不固畏風怯寒而自汗者謂為陽虛脉必微細而虛弱加人參半下桂枝下黃芪白朮各下而去生地當歸黃連五味以減白芍七分如濕勝自汗〻則不甚潤澤不已肢体倦怠中滿泄瀉六脉濡軟無力自利而多此屬氣虛加白朮禾茯苓麻黃根木羌防各五分而去地黃歸芍味棗仁以減黃芪木如氣虛血熱自汗謂之陰陽兩虛也脉多數少益元氣以涼血加人參半下知母木以去當歸如痰火內壅津液不斂

諸汗

而多汗肺胃受病、在陽明之燥火也當加貝母下
橘紅知母水黃連下茯苓炒而去歸地棗芪如陰
虛內蒸而盜汗者脈必虛數加麥冬炒知母下黃
柏下如心神不足心血少而心火盛者只出心汗
加人參水麥冬下去白芍如倘觸而驚、而出汗
者謂之魄汗加人參炒麥冬而去黃連如病已喘
急口開面青目陷而汗出如珠謂之絕汗也不治

痛風

或問　痛風之症與痛痺同歟異歟其痛流走不定風歟濕歟火歟其痛只在關節之間筋痛歟骨痛歟死血歟痛盛於夜減於晝者氣分歟血分歟輕則三日不換重則七日一發甚有痛久傳為痿痺者何也

夫所謂痛者因氣血凝滯而不通故痛也所謂風者善行而數變流走而不定故謂風也寒濕火伏於經絡血脉之中隨樁流行於關節之內則痛晝定

痛風

陽分營氣爲運衛氣行表故痛縱走陰分營氣稽留衛氣歸陰其脉閉塞故痛甚肝藏血閉滯乃筋膜之總會痛風本于經血脉中風熱濕火稽留於關節之間腫而且痛發信轉運艱難痛一二日血脉少通復移換一處必浮腫而熱畏寒喜暖自逢濕熱盛行則痛發非筋痛非骨痛非死血爲痛若筋痛骨痛則常痛矣如何三日一移換若云死血〻既死如何能移換此寔無形之氣挾濕火耳熱与火所以善走若寒与濕始終只在一處矣雖

云是風熱濕火其性喜溫煖而生氣散其痛則緩若寒冷則凝滯而痛甚若痛久飲食起居俱廢精神氣血必因病而虛所以筋骨無力筋脈燥急關節不利傳而爲痿痹之恙也

或問　痛風形症與痛痹無異如何不叙於痹門而另立痛風門何也　痛痹之症亦寒邪客於經絡血脉之中血脉凝濇而不通閉而爲痛其痛始終只在一處不移换者也此痛風即痹門所謂行痹者也夫行痹者謂風氣勝也此風字即風熱濕火

痛風

之義也但痛痹行痹着痹相延日久不能易愈其痛風之本〻於暑熱盛行之時血熱沸騰之際或着服汗衣而受湿或坐卧湿地而受湿或行出迎風或揮扇露坐或貪凉睡卧漆櫊石床之上致熱得寒而凝受湿而着遇風而閉其義与痹相似其因實有不同何也受病輕淺只傷於脉故易病而易移換亦易愈也無死血之理若氣血充足而痿和者易愈若氣血而虛而不和不惟易發而必傳痿痹也

痛風脉症治法

治痛風亦當分新久虛實脉症而施治。新起者，氣血雖病而未虛，以治病為主；若病久則氣血必虛，須調補兼之可也。其脉洪滑弦濇急數有力者為實，治病為主，形神如故，飲食如常者亦治病為主；若其脉虛微虛弦緩弱，無神虛搏者為虛，或形神氣色萎弱，飲食減少，二便不調者為虛，皆調補為主，治病次之。

主治痛風方

歸尾 花尾 羌木 弓木 防秦木 車前 苓只 虎骨五 八味相

淡治痛風之法不外乎順氣以通經絡血以省風熱右八味兼而有之　另外對症加減為活變之法

如重感風寒濕火鬱而不適者加羌活桂枝[illegible]而去車前苓復感暑濕者加蒼朮黄柏澤瀉木瓜萆薢去殼弓苓血脈凝滯不通而痛甚者加紅花[illegible]桂枝[illegible]以去苓車前如病久血枯血虛者加牛膝[illegible]而首烏[illegible]如久病氣虛者加參[illegible]朮[illegible]減當歸[illegible]而去苓殼如房勞ゝ倦体虛者宜加人參[illegible]知母[illegible]

牛膝下去苓羌如寒濕風濕之疾其脉濡軟細滑者加白术炒蒼术陳皮生下半夏下而去苓歸牛車前如痛風大便秘結而不利者早晚兼服搜風順氣丸三五錢以導之

痛風

癎症

字逆間不若別症相連而病惟其病一如瘧狀初有間一年而發者有半年而發者有數月而發者或發久氣虛則日近日深甚至一日二三發也發後神清氣爽一如無病之人故取義為癎間斷之義也但有陰癎陽癎之分日發者為陽夜發者為陰未嘗有五畜之正名也所云五畜者發時形狀音聲一如五畜〻〻以合五藏之相應則可而治法竝不拘此即屬痰屬火亦言其發病之末猶未

得其致病之本耳

或問 癇症之發陡然而病，病時四肢搐搦，聲音變亂，頭搖目竄，角弓反張，口吐涎沫，面加五色，肢溫多汗，少刻即甦，毫不知覺發病之形狀，惟覺体倦而神色頓萎，目無神色，若非痰火，如何有此怪異病形也。 人以現症淺見論之，確然痰火無疑，所以治癇之藥，皆泥於安神定魄、寧志清心、消痰降火鎮驚為主，皆未悉其致痰致火之因。蓋癇病固小疾，第難愈而不易治者，須知非獨痰火而已也。

論癇症皆言痰在心經及經絡四肢人見經絡四肢受病故認定為痰予治癇症獨知是火非心經之實火本手少陽三焦手厥陰心包絡之虛火為病本耳所謂虛火者正屬龍之陰火也蓋龍火發時必有暴風疾雨而併發頃刻即風恬雨過而日霽是知火為本而痰為標耳

或問 此說果近乎理而未免不決乎病有乘於古恐為飾說耳

凡癇症致病之因必從平日稟氣薄而正氣虛精

癇症

神不歛偶觸驚恐神氣散亂魂魄不寧龍雷之火乘虛發致厥陰之火暴乘於心ゝ則昏憒繼傳於肺肝脾腎使音聲卒然變亂繼則遊行左右十二經絡之中偏身振掉從此搐搦伸縮如此循環一轉漸ゝ而退還於腎陰人事甦醒只吐痰涎血沫而愈寔非痰也因陰火陡發混擾一當使周身津液湧為痰沫隨氣上溢而盤旋自出也如是一當正氣必虛不覺相習而成癇疾也久愈發愈盡而發漸成也火乘陽經為陽癇火乘陰經為陰癇若

多服治痰藥則愈耗眞元更加棄症矣今將平日應驗初中末治之法備載於後再同摘當面而攻究及外用刺針另放捷法也

通治癇症初起主方

參卞 朮卞 橘下 半下 茯神下 棗仁半下 天麻下 鈎藤下 薑乙片 心爲一身主宰故以參朮橘半清痰神棗安神天麻鈎藤省風耳而氣虛者倍參血虛者加當歸半下去半夏氣有餘加只殼五下菖蒲下去參朮陽火盛加黃連五下菊花七下去參朮半夏如有

癇症

風寒加荆卞防系為初治癇症之主方也

中治癇症主方

茯神卞棗仁系人參半卞當歸半系牛膝系車前系天麻系鈎藤系

主明則下安，以神寍安神，神安心使氣血冲和，故以人參益元氣，當歸補營血，厥陰之火以牛膝車前導之，掉振之風以天麻鈎藤省之。如氣虛倍參，以加熟附系，而血虛加歸半系，空心多服六味地黃丸加牛膝車前，則龍火自滅，為由治之法也。

末治癇症主方

茯神卞棗仁示人參示黃芪卞白朮當歸各八分遠志五分菖蒲亍益智亍甘艸亍臨睡服睡醒兼服寧志丸

凡癇病日久不必泥於治病宜補正氣以固本元故以歸脾湯培心脾之營氣不獨補津養血可以培後天之造化也而金匱腎氣丸中加桂附勝車四味者能培陰中生陽之氣爲拔本窮源之藥然服二方兼之針灸永杜後患矣

腹痛

腹痛之因有所不同當分而悉之隨機增減其痛有寒凝之烝着熱之積滯宿食之不消結糞之不通瘀血之沉伏經信之阻隔霍亂之吐瀉或痛在大小腸之間或痛在大小腸之外或痛連衝任之脉或痛連胞門子戶或痛連于胸脘或痛下於肛門當隨其痛而分治之如兩關之脉沉滑沉弦是寒氣陷於至陰之下綿綿而痛喜食辛熱溫暖惡心畏寒以溫中散寒順氣為主外用炒鹽熨之内

服蘇合香丸一二丸如暑熱之氣久伏於小腸蘊爲積滯痛則必欲下利、後必有痰積血積之類脉必弦滑而急數初起以連導滯丸通利積滯如久遠者以香連清之如宿食停積重食即痛甚試惡食而止發不常脉必弦滑而有力以消導爲先久則以通利爲快因寒用備急丸因熱用潤字丸或因痛而大便秘結如痛而大便不行而痛者宜於霍亂門主治如三陰痛之數另有本門不在此例也

通治腹痛

查炒 陳卜 蒼卜 半炒 朴卜 木香予 砂仁予 引用姜

通則不痛氣閉而不通則痛前方皆溫散凝結之氣寒邪外客加蘇葉云羌卜 在裡加肉桂予 干姜卜 休忘暑熱之積藿香炒 黃連予 猪卜 生姜二片 宿食停滯加只實卜 兵榔予 如大便燥結加只殼炒 杏仁予 松肉予 去蒼术木香厚朴燥潤爲良瘀血作痛蘇木相將紅花歸尾而去朴蒼木木香半夏心 在逆鄉血信閑痛延剖予 紅花最良歸尾肉桂予

腹痛

同入此湯蒼朴木半去之莫藏

脇痛

脇者足少陽胆經所絡之地也左統乎肝右屬于脾上與肺相近下与腎相通痛時須辨明上下左右腰腎背脊之界則用不差若一概混治不分虛實補瀉則輕者重而重者危矣蓋致痛之因多因於營氣滞而氣閉、則經絡血脉不通而痛者居多何也少陽之脉逆頭過耳後循脇液下足少指之端大凡鬱怒傷肝、胆之氣不能升發使經絡不通血脉閉塞火鬱於中寒痰積飲亦閉於肉甚有負重遠行勞傷悶朒挫氣瘀血凝滯此皆有餘之候也脉必沉弦滑數搏急而有力宜以宣導疎利之劑治之若有憂思鬱結勞碌辛苦疾走恐懼房勞過度損傷脉絡不能輸轉而痛者此皆內傷不足之症也脉多虛弦微弱芤濡而無力宜清升補益之劑主治也

或問　脇痛之初未有必死之理大凡治脇痛者認定謂肝病謂東方實而肝無補法不論攻病之虛實概用青皮兵郎白芥子蓬术姜黄山梔大黄胆

草等辛散苦寒剋削元氣之藥因而輕病变重重病至死者甚多也

通治脇痛方

白蒺〢卞柴胡〤卞木賊〤卞陳皮〤〤卞半夏〤〤卞當歸〥川芎〢卞姜〡斤扶木性喜疎泄而發生蒺力疎肝佐柴賊而宣發使氣得以疎泄因氣閉而痰凝故以陳皮半夏利氣以運痰痛在經絡血脈故佐芎歸以和血新起以順氣治病為主和血佐之病久補益氣血為主化氣治病佐之氣有餘者脈多沉弦有

力宜加木香五分氣不足者脈多沉細微弱加參七分
去參賊瘀血為痛脈多芤濇有力者加紅花七分桃
仁炒延胡炒去半莪賊血不足者脈多微弱加物七分
芎五分丹皮五分膝七分去半莪賊寒邪外客寒痰凝結
脈多弦滑沉緊外感寒者加前胡炒蘇葉羌各七分芎五分
生姜三片而去莪歸賊內受寒者加桂枝木香獨活各五分
姜三片去物莪賊內有鬱伏積熱者脈多弦數以龍
薈丸煎服再加川連吳茱萸炒五分同山梔七分姜炒柴胡丹皮各五分去歸
與賊有痰積痰飲者脈多弦滑而細加半夏五分只

寔白芥子各錢而去歸芎有食積者脉多弦滑沉滑而有力加只實神曲二錢麥芽一錢前胡錢而去歸芎如房勞内傷而痛者脉多虛弦芤濇須倍歸芎加參朮膝各錢去半蒺賊以治之也

脇痛

腰痛

蓋腎爲作强之官，所言作强者堅強而不至於萎弱也。故曰腰者腎之府，轉摇不能，腎將憊矣。此即作强之義也。然病有虚實之分，所云虚者是兩腎之精神氣血虛也，凡言虛病皆兩腎自病耳。所云實者非腎家自實，是兩腰經絡血脉之中爲風寒濕熱之所侵，閃肭挫氣之所礙，腰内空腔之中爲濕痰瘀血凝滯不通而爲痛也。當以脉症辨悉而分治。

若夫脉症治法，而腰髀為風寒所感，肢髀痠軟綿綿而痛，腰臀無力，畏寒就熱，其脉弦緊浮弦，以温散為主。如兩腰為暑熱所侵，心煩躁熱，其痛乍發乍止，脉必浮數無力，以分清之漿主治。如湿痰湿熱外襲，其痛微緩，轉輸重著，陰寒天氣則痛甚，其脉濈數而濡軟，以升陽除湿為主。如閃肭挫氣，轉輸不便，呼吸皆痛，其脉沉緩，以順炁活絡為主。如跌打損傷，或血瘀積，日夜作痛，其脉芤數或沉弦濇數，以消瘀治血為主。

治腎虛腰痛者

人參（半錢）黃芪（半錢）白朮（錢）歸（二錢）芎（五分）牛膝（錢）杜仲（半錢）

蓋腰痛腎氣虛也以參芪白朮益之血脈虛以歸芎牛膝潤之精力虛以仲膝參附以補之如脈絡不通者加獨（五分）羌活（錢）以引之烝濟而氣閉爲痛者加木香骨脂獨活去芪朮以行之血枯而脈閉爲痛者加芎熟地枸杞而去朮以通之腎氣虛寒者加肉桂以溫之獨活腎經虛熱者加黃柏丹皮車前知母而去芪朮以清之兼服丸藥悉遵指掌

腰痛

通治腰痛方

當歸　肉桂　羌　獨　蒼朮　芎　澤瀉　延胡　與會凡痛必由氣滯而血凝因閉結不通而痛右方順氣活血通經脉之要藥也如風寒外感者加防　而去澤以散之暑熱所侵者加薷　蓮　葛　去桂与延以清之濕痰滯著者加半　陳　苡薏　而去延胡以消之悶胸挫氣者加木香　只壳　以行之瘀血積滯者加桃仁紅花　肉桂　去蒼澤羌以逐之至丸藥外治之法悉遵

指掌

熨法以肉桂一两 吴茱萸二两 生姜四两 葱頭一百 花椒二两 上五味搗勻炒熱以絹帕包裹熨痛處冷則再炒熨之熨後以摩腰膏塗之外用阿魏膏貼之

若腎虚勞傷者宜鹿角膠炒研同藥丸服瘀血停滯生鹿骨骨妙

腰疼方 此痛乃勞碌初起如火力倒有時一邊有時兩邊有時腹中痛有時在脊骨其痛不可當用後方立止

里也 當歸 紅花 杜仲 古子 烏藥

元胡　青皮　菖蒲　煎飲即止

香蓮丸治膿瀉赤白痢　川連二兩同吳茱萸一兩炒過去茱萸用　木香半兩　計[illegible]兩[illegible]

爲末麵糊丸如麻子大空心米湯送下三十丸

繩孝堂錄肘後全書

默生劉先生肘后書目次

繩孝堂録肘后全書卷

平江朱尊聖隆叅氏纂
玉峰毛有定靖菴氏閱

黄疸

黄疸本微淺之疾，因病微淺而忽乎早治，故有中滿之後患益起。病之因不同，傳變不等，誤治之故也。若只因飲食不調，濕熱内蒸在腸胃之間者輕；若外感客衰病在肌表者輕；若因内傷之氣勞煩不足、憂思失血、房慾不謹，病皆属藏者重。何也？由府而傳藏也，自表而傳裏也。凡病於藏者重而必死，不知病之輕重而誤治者則危也蓋黄乃土之色是脾土之鬱熱内蒸閉而不透如奮醬黄一般由濕熱鬱蒸之氣抑遏不透奮而為黄止在肌表六腑可以分利小水發散表間之鬱熱使内外皆通即草藥亦可愈也若過服寒涼或内傷不足使正氣愈虛在藏府之血脉津液盡奮而為黄遍身皆病彼時表裏未分清或補瀉早晏失度不善調攝而加病至于危者非病之必危以其失治而至於危也

凡一切雜症七日之前治標七日以後標而本之半月之後又當本而標之一月之後惟有治本而已歟

云知標知本萬舉萬當不知標本是謂妄行所謂知標知本便知虛寔也　今將治法分開于後

若外感寒濕黄疸抑遏生陽之氣氣鬱不達鬱而為黄黄淡外始而熱未甚小便未黄者頭重体酸寒熱往來其邪正淺急用後方疎解得汗而散血脉自和不滲于内其脉浮而微数此為輕淺易治者也宜禁大葷麪食海味甜酸糟等物自愈

葛根錢　荆芥錢　防風錢　羌活分　秦艽錢　茵陳錢　姜一片　淡豉錢　葱頭不　胸中痞滿加只壳分　惡心加半夏錢

黄疸

濕熱鬱遏於皮毛謂之金鬱鬱則泄之故

用荆防羌葛氣薄味辛之品以發散在表之邪濕熱在表挾濕爲黄故用茵芃豉葛氣平味苦之藥以利在表之黄

脉浮微數葛荆防　芃豉葱姜茵與羌
半夏惡心痞滿亮　表邪黄疸是良方

若因內生冷油麪茶酒爲有因之物所傷不能分散蘊積於腸胃之中化爲濕熱之氣其氣又不能清散蒸禽而爲黄疸疸從內發小便赤黄黄則由內而滲於外面目指甲皮色皆黄夾胸膈脹滿惡心煩渴二便不利此爲有餘之病脉必沉滑或弦滑

而有力三日之前原宜前方先服一二貼即用後方
瀉滌有形之積滯爲當也
茵陳錢查錢麯半錢紅曲錢只實錢陳半錢通分大黄生錢
熱服取利在下者引而竭之使濕熱之氣瀉滌而
清故以茵陳〻腐之氣治濕熱之性爲向導而爲
君二麯化內蒸之濕熱爲佐使大黄氣味苦寒以
瀉腸胃之濕熱爲〻以查宜陳通之辛苦以利腸
胃之積滯爲佐使如有瘀血者脉必弦澀而痛則
寒熱交加小便反利而大便秘結加桃仁錢紅花
歸尾而去神曲陳皮
黄疸

內傷黃疸主茵陳二麯查軍通寔陳

瘀血桃紅歸尾入陳皮神麯去爲是

三日之前之劑妙三日之後此方神

內傷黃疸次第醫之七日以前宜蕩滌之七日以後宜和解之表裏已清其黃未退胸膈不利二便未快者猶有未盡之邪脉必滑而虛數數而不清以此劑和之

茵陳神曲炒紅曲下葛炒陳下澤下黃連下豬苓下

胸膈作痛虎下陳皮加施大便秘結加查下只殼加之水宜引用生姜表裡清之空心更服褪金啟脾

九

黄疸不論外感内傷，有餘者多，裏虛不足者必，若綿延日久，不虛而虛，須用後方斟酌主治。如脉沉微濡弱，或濡數不清，飲食日減，肢体羸瘦，顏色焦黄，中滿泄瀉，寒熱往來，當從虛治。如肚腹脹大，氣逆而喘，爲五藏之真氣已絶，不治。

裡虛疸黄是方最良

伏苓三钱 陳皮钱半 澤瀉钱半 肉桂五分 炮姜一钱 茵陳五分 防風一钱 姜皮一钱

脾虛作瀉加朮爲良，減苓之半；虛極参將，真陽不足加附子自昌。所謂内傷諸症發黄即陰

黄疸

黄也以温補之藥主治非參术不能挽回氣喘腹脹脉弦濇者必不治宜空心白湯下理中丸

脾胃之元氣先虛偶犯房慾酒色併發而爲女勞黄疸不足中有餘之症也其色黄而帶黑黑而枯萎六脉虛數乃陰虛火盛之症以清補爲主

女勞黄疸　虛酒色成　當卞知母卞半茯炒卞車前卞牛膝手丹皮手茵陳三卞服七日後必加人參金匱腎氣丸每晨五多

呃逆

出入升降身之元氣為生死之根凡元氣久虛之人偶犯雜症中宮營氣不能統運氣逼而閉鬱不得流通上下則呃呃者逼也因氣阻逼不通故呃若無病之人偶為痰積飲食所阻而呃者其呃之聲必重脉症常平以消食順氣之藥主治若因久病而呃者其呃之聲必輕虛氣冲上而体振當隨病症之實熱虛寔有餘不足而補瀉若病久氣血已枯精神已竭六脉虛脫大肉已去者則不治也

通治呃逆主方

陳皮錢半　半夏錢　白蔻錢　茯苓錢半　砂仁錢　甘草錢　生姜二片

夫呃之病，大略因痰氣爲礙者居多，故以二陳湯爲和中運痰之劑，加砂蔻、生姜溫中順氣，爲正治之方也。如胃寒者，脉必沉遲，加丁香錢、厚朴錢。氣虛而胃寒者，脉必虛微，加參錢半、朮錢、丁香錢，減而半夏之半。如胃家有所停積及宿食凝痰者，脉必滑數而有力，加黃連錢、只實錢、厚朴錢，而去砂蔻。如胃虛而濕熱痰飲阻礙中宮者，脉必微弱而虛數，加參錢半、黃連錢、竹茹錢、柿蒂五個，去砂，減半錢。如熱症傳裏，大便秘久

腸胃不通氣逆而呃加大黄二卜只實二卜黄連一卜去秘
與蔻減姜一斤如久病久虚元陽不足肢体厥逆六脉
未脱神明未變者加參二卜附子一卜煨姜三片以減半百
之半如發呃汗多者以米醋澆炭火薰之以斂魄汗
以燒酒浸硫黄嗅之以去胃寒以艾火灸期門穴七
壯男左女右以接陽氣以姜湯化服蘇合九一二片
以和中氣如元氣有餘素有積痰結滞中宫者以拾
湯数盌鵝翎探吐痰清則氣達而呃止矣如無病之
人一時為胃氣阻滞而發呃者以燈心搐鼻探嚏使
肺氣一透即止矣

呃逆

噎膈

噎膈之病有虛無實多火少寒所以少壯之人不病多病於高年衰耄者精血枯竭之人化此病者必平日憂思鬱結勞心費神生机久絕精津血液久枯咽喉腸胃乾燥枯澁以致有形渣滓不能傳導無質湯飲少〻能通致病之因不一所見之症不等蓋咽者嚥也飲食不能下咽者謂之噎〻塞而不通也病在於肺因肺之津液先竭氣不能下順故飲食到咽即噎也甚有一見飲食而先為噎塞者何也其機先病也須知其病在於氣機本無形真元之受傷故後方以

先培補真氣為主而佐以清火消痰滋燥潤肺壯水之藥主治脉來微数緩弱者可生若濡数細数沉濡及尺之皮膏先枯澁者不治夫膈者膈於心坎之中不能進於[illegible]脘耳病本心境抑鬱氣逆膻[illegible]津液結滯為痰也痰凝火鬱痞結而痛病久成膈也亦有暴怒傷肝飲食香燥炙煿傷胃胃絡不和致鬱血死血碍塞咽路湯飲可通而食物不能進其脉沉弦為氣鬱滑数者為痰芤而濇数者為死血以脉詳定先治其病[illegible]繼治其噎庶可[illegible]全一二也

治噎主方

參半錢麥冬一錢生地一錢知母棗仁炒橘紅五分紫菀炒

牛膝一錢子後寅初服參加至五錢療病根方可拔治

噎此方拔

治膈主方

目一錢苑一錢橘炒查一錢川連一錢只實一錢杏錢梹來主嗝

可無憂瘀血歸尾炒桃仁紅花各錢要進杏連屏跡可

無憂痰痛薑霜加半夏血痛延胡炒紅花錢病可療

便秘和松肉進去查緩治自相拔

關格症

噎膈

上不通不能進飲食下不通則不能大便中宮饑餒

此關格症也。正謂天氣不降，地氣不升，內關外格之義，乃臟腑皆虛，上下不通之所致也。脉則滑數而有神者可治，沉濡不應、弦急虛搏者不治。宜後方補中兼瀉，以通利為主。紫菀錢　松子肉錢　牛膝錢　人參錢　橘紅錢　只殼錢　當歸錢

肺與大腸為表裏，主陽明燥金、水之源。不清，陽明燥金受病，則津竭而內燥。松參、紫菀潤肺金益氣之藥也。血主濡之，血枯則液燥而大便閉結，以當歸、牛膝養血滋燥潤腸之劑也。橘紅以順氣寬胸，只殼以寬腸傳導，為通利佐使之品也。此方兼治腸痞之不足。

范松牛膝及人參　橘壳當歸關格平

膈症大虛無舍是　地升天降太和成

關格之症總因咽嗌枯槁腸胃燥結所以上下不通

予屢用後法唯以潤澤滋燥清補之劑調理十全三四

童便　人乳　參（煎湯下）　川貝（末下）　橘紅（下）　煎湯陳米飲

沉香（磨汁下）　右六味皆隔湯頓溫量情加減輪飲不間

至七日後漸有起色上下通順以飲湯乳汁參湯

多服而童便之類宜少服矣蓋元氣之虛非人參

噎膈

不能補益血液之枯非人乳不能滋補童便人身

之真水也以滋涸竭之燥清炎上之火飲湯穀之津液也以養胃補中所謂得穀者昌也沉香鬱金為順氣開鬱通關利鬲之品貝母橘紅為消痰開鬱清火之劑兼能潛心靜養以此法而愈者蓋多矣

開格噎膈至凶危　水米不沾生可回
參便飲湯川貝橘　鬱沉輸飲可栽培

嘈雜

夫嘈雜者，其病不同，治法亦別。假如氣有餘，則火鬱化火，火鬱生痰而嘈雜者，宜順氣消痰清火也。有勞頓不足，心虚血少，脾胃久虚，虚火而嘈雜，昔所以得食即止，治宜補氣生血清火也。一屬有餘，一屬不足。不足者多成噎鬲，蓄胃有餘者多成吞酸痞滿諸病。六脉滑数弦数為有餘，六脉虚大而空数者為不足也。

治有餘嘈雜

黄連下　山梔下　神曲下　白芍下　白术下　橘紅下　茯苓下

嘈雜

以芩連只朮丸煎服

治不足嘈襍

白朮非卜白芍乑當歸朩茯苓卜神曲乑半黄連朩人參卜

甘艸予兼服資生丸天王補心丹相繼而吞

脫肛

肛者大腸之總頭也糟粕本有形之物其轉輸出入全賴無形之元氣營運而導引肺與大腸爲表裏肺統周身之元氣人之登圊由元氣傳導若下輸之機不足則藉努力下迫而出久久則肛頭垂下此概論脫肛之因也有久病氣虛而氣陷自脫者脉必虛微無力血虛下迫而脫肛者脉必濡弱而虛數以益氣之中兼補血滋燥潤腸升提有陽燥亢甚而熱結難圊用力下迫而肛垂糞門疼痛肛頭垂下者脉必洪大洪數沉寔而有力以清解之中升提之劑有久

瀉久痢氣血兩虛濕熱（陷於）大腸而脫陷者脉必虛微隨本病之虛而佐以升提補益之劑有老年血枯液燥或産後血枯液燥而結滯窘迫未免努力下迫日久而脫者脉必濇數無力以滋補升提有小兒久瀉久痢氣虛力努下脫者脉必虛弱無力以補益清升爲主

通治脫肛主方

黄芪生卞 人參蚌卞 當歸蚌卞 川芎卞 白术卞 升麻子 防風七 柴胡七 陳皮卞 甘草卞 補中益氣加以防芎以助清陽之氣不外地氣上騰之義也地氣上騰天氣自然

下降其氣虛者加附子乎其血枯液竭燥結下墜或產後及老年血燥者俱加松子肉乎生地乎去朮芍防而減黃芪之半如陽明燥亢寔熱下乘者加黃連米下白芍下生地乎以去參芪防芍如脾胃久虛下痢洩瀉而脫者加肉果茯苓炒下白朮下而去歸芍如久痢久瀉濕火下迫久而虛脫者加白芍下黃連乎而去歸弓減參乎及黃芪廾下為正也

補中益氣脫肛灵加以防弓天地寧元氣若虛加附五分血枯液燥另為增產後老年血燥墜俱加生地并松仁去朮弓防芪要減此方籤治自然灵

脫肛

陽明燥亢脾〻熱生地黃連白芍清防風川芎芪
要去此爲寔症莫留參脾胃久虛瀉利脫朮苓肉
果定當增歸風川弓宜速去細爲調治必然寧瀉
利久而濕火迫肛门虛脫脉無神白芍黃連加是
的弓歸宜去減芪參

補中益氣主黃芪　臣朮參歸甘廣皮
佐以升柴提陷氣　使加紅柏更稱奇

瘧疾

瘧之為病顯明經義深而未悉論而未詳蓋瘧字從虐有凌虐之義寒則振慄皷頷而戰冷熱則煩躁引冷而譫妄即經所謂陰陽相爭也當其病發任其寒熱不能禁禦聽其凌虐故名曰瘧也

內經所云傷暑者非謂暑所傷也夏天宜熱而天時反冷謂之夏行秋令暑氣不伸民病瘧利是天下人共傷其時也非言一人受傷於暑也感受之因不等有從外感者有從內傷者外感者由足太陽膀胱經足少陽胆經足陽明胃經三經屬表病從風暑寒濕

瘴氣傳染謂之外感之邪以疎散表邪為先内傷者由足太陰脾經足少陰腎經足厥陰肝經三經屬裏病從飲食之積痰氣鬱怒房勞勞碌或素有舊痞者謂之内傷之邪以培植元氣為主然内傷者未必不因外感而病臨症用藥務須辨明内外或本或標漸久虛寔三陰三陽与治傷寒熱症一般主治為要也

所謂陰陽相爭者何彼此抗拒而爭鬥也爭時各有所勝故有寒熱之分所言陰陽者非三陰三陽經絡之謂也正指營衛之氣而言也營為陰氣不與衛氣

同行而自行于脈中循脈之上下左右四肢如環轉運者也衛爲陽氣不行于血脈之中而獨行於皮膚肉分之間内外出入者也前論受病之邪有表裏内外之分受在外衛氣必先受之所受之表固有風寒暑濕飲食房勞勞碌之因不一定皆痰涎留於經絡藏腑爲致病之本表裏之兼症有盛衰之不同故發有寒多熱多之不等要必營衛俱病方有陰陽相爭之症若非營衛同病即有内外諸邪所感竟爲感冒寒熱之別病更不至陰陽相爭而爲瘧也其發也因瘧痰阻礙於藏腑募原之間彼時營衛之氣爲痰涎

瘧疾

之所混亂觸發因而交錯妄行彼此抗拒此時營氣偏盛甚反獨亢于外拒絶衛氣於內不容外出陰氣僭盛而為寒寒則戰慄鼓頷顫掉畏冷重衣厚被熱日烘爐不能禁禦何也因衛氣閉於內而外無陽氣惟營經之陰氣獨盛故耳戰後陰氣自衰而衛氣循甚復仇而獨亢於內必劑僭發于外表裏皆熱熱則內外壯熱煩渴譫妄頭痛体疼渴飲飲冷不能滌其燥熱何也陰氣已衰陽氣獨盛故耳戰後陽氣亦衰營衛之氣方和瘧延由內咂而晝汗邪由外透而解或一二時或五六時風恬浪清雲散而收而愈覺欲

食如故起居如常矣

瘧發時有一日者有兩日者蓋從邪之所湊有深有淺故有早晏之不同耳如痰涎盛於經絡血脉之中者為淺營衛易觸而易散發發則隨汗吐下而易散易清所以易愈也若痰涎伏于六府募之間者為遠營衛不易觸發發則病至以至沉陷痰涎難盡不能隨汗吐下三法而盡故難愈也

所謂治瘧者確論也書中未載先哲置而不論後學茫然無知病家失于調理認定瘧為微疾而忽之竟不知胎瘧失於禁忌治法錯誤傳变別症必死

瘧疾

可不知分析而預爲調治乎益營衛之氣人身之大陰陽也天地之陰陽和而萬物得以生長收藏人身之陰陽和則精神氣血有以資生今之虐者營衛不和〻〻則氣血日衰而日病矣近人惟知執方治病不悉致病之理与病之淺深一概妄治若已經一次二次者其邪不能久留於中隨發隨汗吐下而解或服藥或不服藥皆可速愈也如胎虐者何故難愈以其瘧虐禁固久留於中必補脾胃之元氣以助營衛之陰陽使病發時易於透達在裏要腸胃清虛在表要汗液清徹在中要痰涎清

盡如此則脾胃强健而易食易運即胎瘧之邪從表裏疏透而即愈矣予治瘧疾必先問明曾發過瘧否如未曾即以胎瘧治之即以胎瘧之禁忌諭之外避風寒内禁葷酒麪食海味糖物先服在表疏散風寒暑濕之藥二劑繼服表裏和解寒熱清理痰積之藥二劑再服開胃健脾清痰之藥二劑即宜禁服諸藥及内截外禁符術厭法任其自然發時只服淡姜湯以助其汗汗透如雨其邪方盡須候面如金色目珠指甲皆黄則雖發必輕待瘧邪搜盡即以升柴六君子湯四劑而愈設或邪輕

即不藥亦愈矣合之胎瘡不知禁忌必欲速愈强加止截反至受累矣凡胎毒從幼早發者必輕真氣足而邪易透也中年發者必重老年發者多危因元氣已虛不能當此寒熱之凌虐也服藥須更加謹慎方保無虞如青皮草果兵郎不可妄投切忌忌

夫邪瘧者言外感六淫痰涎膠固於中之爲邪非真有鬼祟如何禁法能止可止者其邪亦輕必因服藥後欲愈之時偶因禁法而愈人遂知禁法爲神効而不知藥力之功耳且脾土主信以其於明禁

法此東垣信今日之不發可以相安而強禁其不發也若夫胎瘧及三陰之瘧多受禁截之害反使瘧邪乘其禁截〻一為二截二為三不得遽發而變亂為害也

陰勝則多寒少熱陽勝則多熱少寒營氣先病則先寒後熱衛氣先病則先熱後寒始終皆陽氣外邊重熱而汗出為解氣血足營衛和則有汗有汗者易愈氣血虛營衛衰則無汗無汗者難愈在陽分之表則日發日發者易愈在陰分之表則夜發〻者難愈由內而達外則日早日早者易愈由外而

瘧疾

傳裏則日遲日遲者難愈治之欲速則反加遲何也陰陽錯亂使其不和愈加病矣惟順其病邪之所在以分清和解為主只以從法平剤主治未有不速愈也

諸瘧脉候　瘧脉多弦弦數則熱弦遲則寒浮弦為風浮緊為寒弦實多食弦滑多痰弦濇血虛弦長氣盛虛弦無力為虛脉來微滑平緩則愈

太陽之瘧見症　凡風寒暑湿為六淫之外邪由表而傳内者瘧發之時在表必頭疼項強周身關節痠痛悪風畏寒悪心欲吐寒多熱少六脉浮弦者

為風浮緊者為寒浮數無力者為暑濡軟無力者為濕以後方隨解在表諸邪汗透為佳

治表主方

防風（下）川芎（下）羌活（下）陳皮（下）蘇葉（下）豆豉（下）半夏（下）甘艸（下）生姜（三片）葱頭（下）不拘日發間日發七日內皆可服七日外不宜服右以羌防芎蘇發姜辛甘發散在表之邪陳半豉艸辛甘平腐和中清胃之藥如有暑邪脉必數而無力不惡風寒多熱而汗加乾葛（下）香薷（下）去芎羌如有濕邪脉必濡軟無力頭重如裹聲壅如在空室中言体酸而重惡心

瘧疾

呕痰微〻有汗宜加蒼术下而去川芎凡治瘧之藥必於午前陽分煎服其邪易透須隔夜煎好露在露天一夜偕天地之正氣以勝邪氣至黎明頓熱服之若瘧發之際切忌服藥言其陰陽交乱之際服藥恐反助邪必待其勢殺乃可服也

太陽瘧症六淫成頸强頭身関節疼惡畏風寒踈解妙惡心欲吐胃須平數浮無力暑為確濡數無力湿之因浮緊屬寒弦風的藥用羌防蘇半夏葱姜甘致陳弓等煎露中天　午服神不惡風寒暑還的數而無力暑邪真熱弓而汗加薷葛羌治川芎

去莫親濡軟無力濕邪確頭重如裹骸酸疼惡心呃瘈縱縱汗宜加蒼术去弓炅七日之内皆可服七日之外不相称

少陽之證見症　或外邪初病即感於少陽者頭微疼不惡寒周身不痛惟胷脹脇滿惡心呃逆口苦或由太陽已罷傳併少陽實熱相等脉必浮弦弦數而滑宜後方和中清脾

和解主方

柴胡錢　前胡錢　防風錢　陳皮錢　半夏錢　黃芩錢　甘草……

生薑三片

瘧疾不拘日發間日發皆可服邪在少陽為半表

半裡汗吐下皆在所禁不論初起傳來及風寒暑濕皆宜此方以柴胡之辛苦以清熱消解前胡清裡防風清表蕪為和解之劑生姜陳半順氣消痰為和中之品黃芩甘草清邪熱耳如梟干口渴内熱者去防風加乾葛下如兩經已外者加人參茯苓各下當歸炒下減去前防黃芩以便多服

頭若微疼不惡寒脹胸脇滿少陽然惡心口苦并嘔逆寒熱調勻無勝偏脉必浮弦々數滑柴前陳半草防蕪黃芩酒炒姜為引熱渴防去葛要添雲過兩經參花入進滯去芩減防前

陽明之瘧見症　大熱大渴寒少熱多鼻中火氣出頭疼煩躁惡心而喜飲冷脉必浮洪弦長兼之痰嗽理當清解忌用燥熱之劑

清解主方

乾葛二錢　柴胡八分　知母錢　貝母錢　陳皮八分　茯苓錢　甘草分　生姜一片

不拘日發間日發皆可服大陽明兩陽合病故熱多寒少燥渴煩熱以葛柴二母陳苓甘姜清解脾胃之熱邪使之易於發越耳煩躁者加知母分首烏二錢惡心者加半夏八分茯苓二錢生姜一片去知母貝母虛者加參錢汗多熱極渴欲飲水者加石膏一兩

瘧疾

去柴胡知母

陽明瘧疾熱多寒煩躁頭疼鼻火燃痰嗽惡心喜飲冷大熱大渴不安々脉必浮洪弦且長理當清解葛柴乞知貝陳苓甘姜引躁煩加知首烏添呕加苓半去知貝虛者須投參一錢汗多熱極欲飲水柴知宜去石膏添

太陰之瘧見症　脾喜燥惡濕脾瘧則中脘脹滿畏常呕吐而不思飲食發于辰戌丑未日寒多熱少四肢畏冷脉多沉弦而微滑泄瀉腹痛理宜和中溫散

温中主方

陳皮炒半夏錢防風錢桂枝錢茯苓錢厚朴錢藿香錢

甘艸錢生姜三片不拘日發間日發七日之内皆可服

太陰之瘧大半皆屬濕痰脾氣弱而胃氣薄者居

多故以陳半爲君燥濕消痰俗云無痰不成瘧故

以桂枝防姜之辛温以逐達表邪霍朴茯苓之苦

辛滲淡理脾胃之濁氣如關節有濕作痛者加羌

活炒内熱煩渴而無汗者加乾葛錢爲君而減半

夏錢而去桂枝七日以後脾胃虚弱者加白术錢

人參錢減半夏炒而去防朴

瘧疾

太陰瘧疾寒多熱中脘脹滿異常訣飲食不思黄嘔吐泄瀉腹痛無休歇四肢畏冷脈沉弦而微滑辰戌丑未必兼發藥宜溫散与和中陳半防枝苓朴悅藿香甘草引生姜七日之内宜服也關節作痛必加羌脾經瘧疾真仙訣内熱煩渴并無汗乾葛為君枝半徹七日之後脾胃虛參术同添方穩臨防朴宜去半宜減臨症權經宜當決

少陰之虛見症　足少陰腎經受病者必房勞内虛元氣先傷故瘧邪得而陷之其藏遠其邪深為三陰之瘧發于子午卯酉日初起腎与膀胱為表裏

須先服升散之藥四劑後用補藥培植元氣其見症則腰膝無力肢体重倦形容枯槁煩躁不寧而脉虛微重數虛弦總不外清升補益之劑主治也

升散之劑

當歸錢 川芎錢 升麻錢 獨活錢 人參錢 茯苓錢炒 陳皮錢 甘草錢 生姜二片 大棗一枚 邪陷少陰用升獨以升散邪陷血分用歸芎以調和參苓益元而養正陳甘順氣以和中有痰者加半夏炒惡寒者加桂枝錢以升散少陰之瘧邪

瘧疾

子午卯酉少陰瘧腰膝無力煩躁略形容枯槁肢

体倦虛微虛數弦脉若先服升散藥四劑歸芎升獨參苓著甘陳姜棗入如神痰半寒枝貝妙著

補益之劑

人參錢半芪分知母分歸分芎錢柴分升麻錢甘草分生姜二片陳皮

養正可以勝邪故用參芪以益元歸芎以補血升柴以舉發陷下之氣陳甘以和脾胃之滞氣知母以壯水生姜以扶脾為補益之劑也有痰者加半夏粃脾虛者加白朮錢茯令分半夏分而減歸芎陰虛者加知母錢首烏錢為治少陰補益之劑

少陰補益參芪知芍芎柴升陳甘施生姜二片痰

半加脾虚苓术半增之歸芎宜減不宜留陰虚知母首烏治

厥陰之瘧見症

厥陰〻之盡也病後勞傷勞役血虚氣虚暴怒鬱怒其邪易陷而難愈發于寅申巳亥日寒少熱多六脉虚弦無力初發以小柴胡合二陳先爲清散後則以補中益炁治之

清散之劑

柴胡二錢 陳皮炒 茯苓一錢 半夏一錢 人參一錢 升麻五分 甘草一錢 生姜二片 厥陰風受病故以柴胡爲君升麻爲使清散鬱陷之邪二陳加參以益脾土不使反劇瘧邪熱易也如肢体頭目腫痛者加防風一錢

瘧疾

而去升参

病後勞傷勞役氣血俱盡如一辭怒暴怒定傷肝其邪易陷而難愈寅申巳亥瘧之期寒少熱多虛弦無力初用小柴合二陳升麻為使柴胡君参在必加参必去肢体煩痠頭目疼悶君此瘧如何療加防以治去升参

補益之劑 人参錢 黃芪下 白术下 茯苓下 歸身下 陳皮下 半夏錢 升麻五分 柴胡錢 川芎下 甘草下 生姜三片 大棗下 参芪术苓益氣以和衛芍歸補血以和營二陳為健脾運痰之要藥佐升柴以達盡陷

之清陽如瘧經曰餘不瘥者加醋浸常山（卜）即愈也

肝經虛須補中益氣湯無數半夏川芎必要加目

餘不瘥常山入引用姜三棗一枚厥陰瘧疾自無迹

有單寒而不熱者牝瘧也是陰氣偏盛而元陽不足之証也以溫補主治

溫補之劑 茯苓（炒卜） 陳皮（卜） 半夏（卜） 肉桂（卜） 干姜（炒卜）

防風（卜） 羌活（卜） 甘草（炙卜） 生姜（三片） 氣虛則寒故用姜

桂痰滯則虛故用二陳佐以防羌者一曰祛風二

（壹疾）

曰升陽也久而元氣虛極者加人參下白术下陰氣盛陽不足不熱單寒牝瘧逐姜桂羌防加二陳虛加參术元陽復

有單熱而不寒者乃牡瘧也爲陽氣偏盛而元陰虛極之候也以清補主治

清補之劑　首烏丰下知母ㄨ下當歸半下人參下貝母下柴胡下橘紅下煎露五更熱服如久不止加烏梅下陰虛則邪熱伏於血分故以首烏知母清血滋陰歸參以補血益氣橘紅貝母順氣消痰臣以柴胡者以清肌表之熱也

陽偏盛陰虛極单熱不寒壯瘧尤首烏為君知貝臣柴胡叅循病如失不愈烏梅一个增憑他壯者难藏跡

世人執無痰不成瘧之見皆用兵郎艸果青皮常山等。為治瘧之要藥。所以清脾飲。四獸飲古今遵守。予獨置而不用何也。夫古方治今病。今人用古方多有所長。不必拘泥。予治瘧三十年。檳榔草果以治瘧者百人之中。不過一二人。可用。而青皮常山。亦只有四五人而已。非實而不用。若無可用之人耳。蓋今人之元氣。不若古人之充實。今人之腸胃不若古人之壯

瘧疾

厚故也

瘧疾神効仙方

當歸一錢 茯苓一錢 半夏二錢（無礬）另紅花一錢 查炭一錢

新會一錢 甘草一錢

加姜皮二錢 浸燒酒一大杯分三朝服 百發百中

痺門

痺者脾也閉也脾主營氣營者營運也因脾虛則營氣亦虛不能營運血脉血脉閉而不通亦成痺症此論致病之本也因營氣先虛方受風寒濕外感之氣滞着血脉經絡之中合成痺症此論受病之因也然三氣之中須分所偏勝者則病名始定方可用藥然風氣勝者為行痺言風屬陽善行而數变其性走而不留故不拘上下左右只在関節之間流走而痛或痛三日五日又移換一處故名行痺俗云流火痛是也火即風之義耳又名白面歷節風言其痛由関節

間經來一如虫咬之狀日輕夜重故耳於寒氣勝者爲痛痺言寒屬陰〻主凝血脉得寒凝而不通則痛不論上下左右凡受寒之處血脉凝閉則痛〻則只在一處不移換者也故曰痛痺於濕氣勝者爲着痺言濕屬陰寒又屬濕熱與風寒不同何也夫風與寒無形之氣耳若論濕有寒濕有濕熱有濕痰無形而有形矣所以濡着於血脉之間連血脉〻變爲寒濕濕熱濕痰混合爲一遂至肌肉先麻而後木〻則不知痛癢謂之不仁故曰着痺着者滯着不通血脉阻塞使上下脉理盡皆閉而阻礙不通從此皆不仁矣

亦不論上下左右凡受濕之處則先病矣此論見証定名也

大凡痺氣惟營氣受之營氣行經絡血脉之中故也衛氣性悍另行脉外故不受病大抵此病凡屬外感者只有風寒濕之氣人所易受血脉感此三邪亦容易鬱留而為病所受不同或一或二或三若一則輕若二則重若三偏身皆病則深矣宜以狀症詳其孰勝而治之

或問 凡屬外感只有風寒濕此外有別感別名耶

痺門

內經論痺甚詳言四時所感應四時合五藏以成

痺若五藏六腑所鬱又有藏府之諸痺論痺之名狀甚多總不外外感內傷外感者易愈內傷者難痊外感為有餘內傷為不足有餘者只要治病故易愈不足者將欲補虛恐邪滯補而滯著欲治病恐血氣愈損而病不能痊故成功不易又有一種別無外感亦無內傷因情志抑鬱而成痺者余曾療數人皆得其効此方書所未載者大凡諸病中變症不測難以定名只要醫者見機活變消息意會而治之也

治病方法不能一定何也古方是古人治病効驗者

皆為後人規則第今世運氣不如古時今人稟性亦不及古人惟宜印証古方用藥萬不能執方主治指掌中古方已備矛今以得心應手之方擇病之必有藥之可用者敘後以備采用

風痺脉症

風痺非風寒之痺也當從風熱之風如火之性所以善走若屬風寒則凝而不行矣其痛多在肢体関節之間或紅或腫按之極熱甚而惡寒喜温三五日又移到别處者是也六脉多浮大而濡數夜重日輕以和血通經省風清熱之藥主治風傷筋故痛在関節若寒傷骨則重而不任濕

傷肉則麻木不仁各從其類也

閒此症有痛極轉筋攣縮而大便閉者用芩猪竹瀝并地龍搗汁服而愈者是的為風火無疑也

治風痹主方

當歸（錢）秦艽（一錢）牛膝（錢）防風（八錢）羌活（錢）黄芩（酒炒）車前（五錢）

病在血膝以和血藥為主歸艽膝和上中下之血脉非風藥不能引經故用羌防以至之非瀉火則痛不止以酒芩車前主之如大便秘結者以搜風順氣丸主之日久氣虛者加參朮以補之兼服藥酒

風痺症風傷筋肢体關節疼痛甚或紅或腫按極熱喜暖惡寒風熱症日輕夜重痛挨移六脉浮大濡數認當歸為君尤膝足酒苓車前羌防進使結搜風順氣丸兼服藥酒方神應

寒痺脉症　寒主收引血脉因寒而閉塞則痛酒濕絡散寒順氣活血之藥可以止痛久則血枯筋攣肢体拘攣治之不易愈夫脉則沉濡或弦緊得藥酒兼治方効更宜外治如神應膏之類

治寒痺主方

當歸三川弓卜桂枝半海桐皮卜羌活半防風半獨

痺門

活手生姜所寒凝于血脉以帰芎之辛温以活血枝桐之辛热以旁通羌獨防風之辛甘以發散日久者必加參炒术下陽虚者加附子手冷加桂下而去桂枝寒取引寒痺痛血脉因寒閉塞定血燥筋枯肢体攣久而不治傷骨認脉則沉濡或緊弦順氣活血温經應帰弓枝桐羌獨防虚加參术姜為引陽虚附桂去桂枝兼用藥酒膏藥

湿

痺脉痛　湿甚則濡著於肌肉使脉理閉而不通故輕則麻重則木而不仁四肢重著也脉多濡軟虚弦而無力乃脾虚不運血脉閉而凝著也以分

消滲湿之藥主治日久氣虛血少加參歸補益

治湿痺主方

白朮下 蒼朮五 當歸炒 川芎下 羌活下 秦艽炒 防已大

生姜片 脾惡湿營運之机在脾故用蒼白朮病用蒼氣下和故用歸芎風能勝湿湿流在經絡故用羌活湿熱在血脉故用秦艽湿熱在下部故用防已如日久氣虛者加人參炒黄服藥酒

四時合五藏者其論有二前云外感內傷之義也若外感風寒湿因四時合五藏者此因外感此病病久而日深漸傳腑而傳藏其治法与前三法相

痺門

同只辨虛寔多加補瀉氣血之藥固本培元之劑消息而治之若内傷之痺症純無風寒濕之外邪則与前三法迥然不同古書雖備未及分析明晰全在明者會意詳察耳

夫内傷之痺因七情抑欝五志滯着則藏腑之氣閉而不通或閉于上或閉于下故有淫氣喘息痺聚在肺淫氣憂思痺聚在心淫氣遺溺痺聚在腎淫氣乏竭痺聚在肝淫氣肌絶痺聚在脾觀此經義寔非内傷耶若云内傷則与外感風寒濕邪無干涉何乃先哲書同混于外感之一類治法不分

誤歟

然此淫字當以淫精於脈之淫字解說是營運混行的意思蓋五藏之氣各有營運若情志抑鬱其氣閉而不運則結聚于本經而為痺故曰痺者閉也與風寒濕氣從外而之內者迥異但痺氣有論無方即前賢之方皆混於外感而不便於用合訂一定之主方以藏府所有之痺氣略為加減存為規則後有繼述者盡再為詳訂焉

大凡痺家脈症總而明之寒多則痛痛則脈必浮弦浮緊風多則行行則脈必浮數浮弦濕多則著著

則脉必濡軟無力在骨則重而不舉其脉必沉濡在筋則屈而不伸其脉必弦濡在肉則麻木而不仁其脉則緩弱濡弱在脉則血凝而不流其脉必沉濡而短在皮則寒而皺揭其脉則緊濡毋論痛與不痛逢寒則急遇熱則縱内傷之脉各從見症虚實而意會之可也

凡治内傷諸痺主方

苡仁平 紫菀下 丹參斗下 澤泻下 橘紅下 菊花手 牛膝手

右方通治五藏内傷氣閉不通之症因脾主營氣以苡橘治脾痺紫菀治肺痺丹參治心痺

菊膝治肝痺澤瀉治腎痺名曰治痺不過五藏之氣也如淫氣喘息心胸否結氣逆而欲咳不咳之狀者即息賁之義肺痺也加貝母或桑皮卜而去丹參苡仁如淫氣憂思心中快々不樂否々不快不思飲食形神萎弱者即氣逆膻中心痺也加參茯神卜智遠乎而去苡膝如淫氣遺溺膀光悲滿如熱湯所沃小便不利欲解不解者此脬痺也心加車前炒丹皮乎而去苡苑如淫氣乏竭勞傷勞力疾走恐惧肢体怠惰者即罷極之本肝痺也加棗仁卜當歸炒而去苡苑如淫氣肌絶肢体緩縱

痺門

而不仁者脾痺也加白术茯苓[illegible]而去菀蕤以治之　蓋痺之名甚多其方不能盡備總在内傷五症中推詳以治是也

内傷痺須另醫苡仁紫菀丹參奇牛膝橘紅甘菊潔五區濕氣莫相遺心胸結痞而氣逆欲咳不咳為肺痺貝母桑皮加服妙丹參苡薏心當騐否否不快心快快飲食不思形神淒氣逆膻中心痺是參神智遠去膝苡膀胱脹滿如湯沃欲解不解脬痺作車前丹皮理所加苡仁紫菀當除落濕氣之謁為肝痺勞傷勞力肢体疲疵逆恐懼歸棗入苡仁紫菀去伏遠肢

體緩縱而不仁溼氣肌絕是脾痺蒼朮也加[illegible]去

五痺治法古今新

湿滯着為湿痺滯着肌肉脉理閉重大不仁[illegible]

麻濡軟虛弦脉無力蒼白歸芎防己羌秦艽姜[illegible]

最渴体三疲若虛總加參藥酒兼當丸是理

右湿痺歌當在前湿痺之下

繩孝堂錄肘後全書

癘風

癘者癩也俗名大麻風即天地殺厲之氣也本天地陰霾鬱毒不正之邪氣如人晏眠早起露宿行冗氣先虧者邪即侵之因五氣入鼻毒氣由鼻而先入陽明陽明之絡起於鼻之交頞中而陽明獨受其邪故上部先病而鼻塞息粗眉痒而毛損面齇紅赤而癢皮粗毛脱而日孳漸漸滋蛀則相延入内毒氣深蛀於血脉之中熱血凝濡生虫侵蝕上下臟府難以救藥蛀久精神枯竭傳為癆瘵而死也其緊則數而洪大大而有力此時氣血未衰以後方用汗吐下三

法先攻逐鬱蒸之厲氣不使蟲侵繼服凉血補血清熱解毒之劑禁止跣風發散辛熱燥劫之藥又耗竭陰液以助烈焰余只用淺法全愈者多矣

大風邪毒賊風虛邪本鬱熱之毒侵于陽明陽明者兩陽合明多氣多血之府以其氣溫血熱故易生蟲出竄延蝕治不可緩須在百日之內早為清理可保十之二三全在清心寡欲遠房事忌發物方念令俻

初中末治之法于後

初服清散發汗之劑

防風下　荆芥下　秦艽半下　羌活半下　川芎下　淡豆豉下　薄

荊卞菝頭示空心午前服煎湯浴後再以煎藥繼服以汗出如洗度浴後七日以吐法繼之

中服清利上鬲胃家痰積之吐劑

皂角禾防風汞豆豉卞廣皮粆牛旁子粆桔梗卞荄頭個煎服午間以鵝翎探吐〻後七日以利藥瀉之也

末用蕩滌腸中積垢之毒下劑

銀花汞歸尾禾桃仁粆只實卞兵郎卞紅花卞木通分甘艸禾酒浸大黃禾以利為度瀉後七日後方調補

癰几調補煎方

何首烏一兩 生地一兩 車前八錢 菊花八錢 知母八錢 薄荷一兩 丹皮一兩

丸方

首烏八兩 百部五兩 生地五兩 秦艽三兩 當歸三兩 車前子二兩 菊花二兩 丹皮二兩 蜜丸早晚白湯送下五錢

膠方

天冬八兩 生地八兩 麥冬四兩 貝母四兩 牛膝二兩 菊花二兩 知母二兩 如法煉膠瓶中貯伏土七日臨卧酒服五文

洗淨法

百部十兩水浸蒸曬 皮硝二兩 肥皂四兩 共搗爛丸如青梅大早晚

洗浴或淨面洗手皆可用

霍亂

霍乱者揮霍變乱之義也人身以陰陽和平爲貴若陽淨於内陰擾於外或陰亢于中陽拒于外謂之陰陽錯亂彼此不和一如仇敵故倉卒之間上下之氣不通閉塞悶乱絞腸腹痛嘔吐惡心暴注下泄危在

霍乱

頃刻也

霍乱暴發有先吐者有先泄者亦有不吐瀉者有轉筋者有呃逆厥冷者有生者有死者其故何以别之蓋霍乱為暴疾生死只在頃刻不可不慎之于初然致病各有其因總不外無形之暑濕所干有形之痰食所遏使三焦閉絶内外不通寒熱交攻陰陽乖戾卒而然發只要上下相通表裡疏泄其氣鬆透不至閉悶始愈若上不得吐下不得泄其氣閉於胸腹謂之乾霍乱者凶所以米飲熱湯冷水入口即死宜通宜泄忌補忌塞急治之法第一以生姜五錢食塩二两煎湯三五盌候温頓飲探吐之後即用

打砂之法先刮頸項次刮兩臂兩肘湾再刮兩腳湾以砂紫黑為妙刮砂之後最忌飲冷水飲冷水者洩必定病然後審明屬熱屬寒屬食屬痰分而主治猶有内傷外感在經在府在藏虛実寒熱之不同細察而詳治之庶保無虞也

霍乱

外感風寒暑熱霍亂者因夏秋之交暑氣未散初交秋氣偶感風寒々邪遏於外暑毒鬱於中外則頭疼惡寒身熱而渴脉必沉弦或浮緊主營氣不通陰陽乖戾腸胃閉絕上閉則先胃脘痛而惡心下閉則先腹痛而欲瀉若吐則胃痛止瀉則腹痛愈是寒暑之

毒隨吐瀉而散也。或不能吐瀉，急宜探吐、刮砂，継服後方踈通表裏。

外感霍乱主方

乾葛二錢　蘇葉錢　香薷錢　霍香錢半　半夏錢半　陳皮錢半　甘艸五分　厚朴錢　生姜三片

以葛、蘇清風暑，若寒湿再加羌、防，以治表在之邪；以薷、霍、朴、姜清暑湿，後增扁豆以和中。凡有嘔吐泄瀉，多屬氣滯痰凝，而二陳去苓為必用之劑。頭疼関節痛者，加防風錢半、羌活錢；如不能吐者，加豉錢半、葱錢；而不能瀉者，加香薷錢，熱服則治。已曾吐瀉者，加砂仁錢、茯苓錢，而去蘇、薷。如頭俟熱已减

與吐瀉已止者加茯苓澤瀉扁豆砂仁以去蘇藿減
干葛下以為調理
暑熱風寒霍乱内寒外暑相半頭疼身熱又畏寒
浮緊沉弦関見腸胃不通血氣乖蹇胃之毒洞泄
戰上悶惡心胃脘痛下閉腹痛欲瀉為瀉則下通
腹痛除吐則上通胃痛繚悶乱不能吐瀉者探吐
刮砂急用為干葛蘇藿霍半陳朴甘姜引金不換
頭疼閃腳痛羌防不吐鼓發吐須藿下瀉香藿熱
服之已曾吐瀉砂苓便宜去蘇葉及香藿外感霍
乱此方簡頭疼身熱吐瀉止苓澤扁砂加莧縫蘇

霍乱

葉香薷宜去之是爲調理胃須減

內傷暑濕痰飲食積霍亂脉症者凡夏末秋初暑熱用令脾胃不和之時宜節謹飲食諸事調攝若順性違時涼亭露坐生冷油膩麪食則霍亂諸症頻伏身中稍有內傷外感則陡然而發發則六脉沉伏或沉滑或浮弦急數不一其症心腹脹悶竄痛惡心若得吐瀉少緩不能吐瀉則四肢厥冷冷汗如雨煩渴躁妄而死宜治以後法

內傷霍亂主方

陳皮一錢 半夏炒 霍梗一錢 厚朴一錢 蒼朮一錢 淡豆豉三錢 甘草

生姜（三片）夫食填至陰以道利為主故以二陳去苓加霍朴蒼豉生姜為通利之劑　又不偏於寒熱香燥克伐而便於通治也如渴者加葛根以去蒼而下瀉者加香薷（蘇叶）只實（下）而去豆豉蒼术

暑濕痰飲食積內傷霍乱之賊心腹脹悶惡痛心六脉沉伏或沉滑又或浮弦急數而不一若得吐瀉則少緩不能吐瀉病危矣冷汗如雨肢厥冷煩渴躁妄死為的二陳去苓霍朴加蒼豉加可始得体渴加干葛以去蒼不瀉香薷只実取瓜付豉苓宜去之此是內傷霍亂劑（霍乱）

吐瀉轉筋之病純屬暑火絶無寒濕正謂諸嘔吐酸皆屬於火暴注下迫皆屬於暑暑火之性暴逼陽明主宗筋暑毒干于腸胃腸胃屬陽明陽明熱極則宗筋燥急而腹痛此陽症也以四肢不冷為輕又有一種謂肝主筋暑毒傳于厥陰厥陰之絡環陰器而主宗筋所以轉筋入腹兼之四体厥逆舌卷囊縮者乃陰虛血少之症為重也若六脉浮弦急數者輕而沉伏不應者重雖經吐瀉不愈者須清暑毒以和氣和血潤燥舒筋之藥急治之

治

霍亂轉筋之和劑

扁豆二錢　木瓜半錢　橘紅半錢　車前一錢　茯苓一錢　香薷五分　霍香五分

未經吐瀉者加豆豉三錢　香薷一錢而去扁苓已經吐瀉

尚有轉筋之病屬陽明則渴欲飲冷脉数多汗而肢

温者加人參一錢　麥冬半錢　黃連五分以去薷霍因暑濕爲

本不外分清解散以其火盛而燥陽明致陰喜潤而

惡燥故以扁瓜茹霍橘紅豆苓滋潤清潤之品爲治

霍亂轉筋之劑也

霍亂症有轉筋純屬暑火陽明病陽明宗筋是脈

司毒于腸胃熱極認宗筋燥急而瘛痛四肢不冷

爲陽症又有一種肝主筋暑每傳于厥陰病厥陰

霍乱

甚者為以

之絡環陰器轉筋入腹四肢冷舌卷囊縮不必言陰虛血少之名症六脈浮弦急數輕重則沉伏而不應雖經吐瀉不愈者薷霍扁瓜車橘苓未曾吐瀉需致加理所宜驅扁与苓吐瀉轉筋屬陽明渴欲飲冷四肢温脈數多汗參麦蓮捐去薷霍方為準

有因藿亂而吐瀉肢体自汗厥冷煩躁脈亂而欲何也此因平日酒色過度謀慮傷神中氣久虛偶暑湿生冷内觸而藿乱〻之病不得不為之吐瀉趁過挪閑欝之邪因其暴吐暴瀉真元之氣隨吐

瀉而虛脱津液隨吐瀉而枯槁必須後方麻仝一二人參卞附子半卞麥冬卞五味卞陳皮卞炮姜卞肉桂卞甘艸卞濃煎至服法因元氣暴脱全賴參附回陽津液暴竭必得麦味生津陳甘和中姜桂溫中此即建中理中之義也如不煩渴不發躁者加白术二卞而去麥味如虛寒倦卧而青肢厥胸脹腹痛舌卷囊縮者是三陰虛寒之症也加术卞苓半卞干姜卞而去炮姜麥冬五味吐瀉不止者加苓卞蒼术半卞減人參三錢去麥冬以治之也

霍乱

耽酒色過思慮暑濕生冷霍乱起霍乱必爲之吐

瀉吐瀉則脱真元氣津液亦隨吐瀉干生脉附桂方得体陳皮甘艸及炮姜濃煎急服或可起吐瀉肢体自汗生厥冷煩躁脉亂劇或不煩渴不發躁宜加白朮去麥味虛寒倦臥面色青胸脹腹痛四体冷舌卷囊縮是虛寒此是霍亂三陰症参朮干姜在必加炮姜麥味必宜听吐瀉不止参朮加減参減附去麥穩

霍亂之病多見暑天何亦有三陰之虛寒耶以人徒知夏暑為炎威之令専以亦一香薷冰水瓜桃生冷為避暑之藥以杜霍亂害利中暑諸病不知夏日陽

氣盡浮於肌表唯伏陰在内往〻皆受前項之累願生之士當以爲戒也

若轉筋而腹痛甚者男以两手挽陰囊女以两手摩两乳即愈因厥陰之絡〻于陰器厥陰之氣至乳頭而終耳或以醋澆熱炭上薰之亦可或以滚湯一桶置食盐一斤以两腿浸湯内亦可

霍乱

積聚癥瘕痞塊門

積聚癥瘕痞塊其名雖分六種六種之中各有分別自然不同古書分載已明余今另有分別有形無形屬氣屬血在府在藏宜攻宜守應補應瀉詳明於後也

五藏屬陰，主閉藏之氣其積之始生本無形之氣因五藏之情志有所抑鬱而成其氣日閉日積久而有形有形則見病雖積而易散若久而成形根深蒂固精神氣血因積為害日損月虛食減形枯氣脫而死也肺之積為息賁肺主氣司呼吸之息因平日多

積聚

悲悲則氣消而耗素性多憂憂則氣閉而結以本經元氣先虛有所閉結而不利故曰賁賁者閉也其息閉而不順日積月累而成息賁之積也其呼吸之氣雖如常喉下若有所碍而不順語言則怯而費力似喘非喘似痛非痛如物所碍如痰所滯實無物無痰乃無形之氣也脉則沉而不數弱而無力予治之只以肺氣不降腎氣不升為主溫補而愈不同古法古方也

治肺積者　人參二錢　紫菀一錢　桑皮二錢　橘紅錢　茯苓錢　澤瀉錢　車前錢　臨睡服十帖後加肉桂三分再十帖後加

附子三錢人參加至五錢紫菀加至二錢因肺至氣以人參
益元氣為主紫菀開鬱桑皮瀉氣橘紅順氣澤瀉車
前引氣下歸桂附導火歸陰以瀉胸中痺散之氣服
後繼用金匱腎氣丸加沉香一兩常服全愈
肺積酒漿紫菀君參桑車澤橘紅苓十帖之後須
加桂再十帖後附酒增參至三錢花減半腎氣加
沉病心平
心之積為伏梁非心自有積乃膻中之積氣也經云
膻中者臣使之官喜樂出焉因心氣不平志意不快
悒悒而鬱氣逆于膻中不能發生喜樂積成痺氣初
積聚

本無形，惟怏怏不樂，以後方速治即愈。如認爲有形之積，攻伐無辜，愈傷神氣，反使有形有塊，如臂之横梗于心胞之間，与屋梁相似，謂之伏梁。因抑鬱神志不暢而成。脉多沉伏，或沉弦而至細數無神，日久形容憔悴，飲食日減而無味，虛寒虛熱，心中如有所失，而時常歎息。服後方而愈者多多也。

治心積者

丹參錢　遠志錢　益智錢　菖蒲錢　人參錢半　茯神錢　棗仁錢

五更煎服。十帖後，參加至三錢，丹參減至一錢。又十帖後，再服後方。而血虛者加歸錢，陽虛者加附錢，多鬱者加鬱金，爲末錢，以治之。

伏梁者本心氣抑鬱神志不足之症故以丹參育心氣和心血而開鬱遠益菖蒲以消化膻中香積之氣神參棗歸以安心主之神明所謂主明則下安也欲醫心積主丹參智遠菖蒲神棗仁陰虛歸進陽虛附多鬱須調真鬱金十帖之後丹留一參至三錢服五更

肝之積爲肥氣肥者易大易長之義此症甚多本鬱怒傷肝肝氣不能條達使生陽之氣抑鬱於兩脇之間日積月累而成者謂之肥氣也若發害之時其邪尚未遠達痰涎留滯或不守禁忌屆正發時偶食生

積聚

冷及水併飲食之類而生此積謂之虐母輕而易治若非書病暴怒而發者謂之肥氣則重而難愈日漸長至心脾地位則危矣其症則寒熱似虐妨碍飲食呃逆惡心窘迫為痛脉則兩關沉弦而急或弦澀而数狀從方同丸藥從容調理自愈若或欲速用藥攻伐致傷肝脾之元氣必成中滿傳為鼓脹而死也

肝

積主方 柴胡一錢 橘紅八分 白朮一錢 半夏一錢 查肉一錢 人參一錢 川芎五分 生姜一片 而初服可加白芥子青皮五分 久則忌用伐肝之藥故曰白芥青皮初服有力人參白朮久則倍用去查加桂常服是宗

丸方

白术[illegible]橘紅[illegible]木香[illegible]沉香[illegible]青皮[illegible]瓜蔞子[illegible]生半夏[illegible]人參[illegible]川芎[illegible]白术[illegible]醋調神麯和為丸午前後服二錢

丸酒白术橘木沉青瓜蔞生半夏术人參醋調麯和午服最灵以治肥氣效可通神

肥氣與痞氣往往相似屢見肥氣初起在左漸漸拔至中間其勢危矣是木臨土位所勝者妄行所不勝者受剋之象右方雖曰疏肝實益脾之要藥所謂服藥於未病之先也

積聚

脾之積為痞氣痞者否也天氣不降地氣不升升者降者皆否積于中宮也症因多思傷脾脾氣鬱結而不舒營氣先閉閉則不通以致上下之氣與中營之氣併積而成故先否而後滿滿而從狀其形為大也若攻伐太過遂成鼓脹以其六陰之脉聚于腹因寒凝而積也脉則沉而弦滑以健脾分消之劑主治

脾積主方

白朮二錢 人參一錢 蒼朮一錢 陳皮八分 半夏 炮姜各五分 只實八分 防風一錢 澤瀉一錢 肉桂二錢 生姜一片

營運轉輸在脾脾虛不能轉運故有痞積之氣必以益氣為主佐以分消

之劑脾喜溫通燥故用脾家所喜之品白朮加至五錢參加至三錢日久漸愈則去只寔而加茯苓一錢半。裝

腎之積爲奔豚、者象江豚之狀凡遇陰晦風雨之天則江豚起泛于水面奔者乃善走也發則從下攻上攻上之時不覺累、之形梗起微、作響直攻心攻而充塞于胞中少傾隨響歸下則虛無踪影此腎虛經極命门無火本經陰凝固結之氣日積而成此陰寒之病其病常多須早治無恙如攻至心胞何也此水来剋火心主無權而失位也必六脉極數極弱

積聚

而無神宜後方主治

腎積主方

人參半卞附子卞肉桂卞茯苓半卞沉香卞澤瀉二卞坐君位參加至三錢澤瀉減至一分日久之規當與九藥兼服則全愈

九方

參分苓分澤分沉香一卞附子半卞肉桂二卞桃紅二卞丹皮一卞吳茱半卞煉蜜為九每服三錢命门無火腎氣虛寒者多有此病初似寒症人多忽之房勞不慎遂成此病非參附必不愈前方屢治屢驗最忌破氣寒涼苦泄

及莪术歸芎芍藥知柏之類日久以八味地黄丸兼服則不發矣

五積本五藏之病初本無形之氣須早治無惹若延日久則真氣日損而積以成形便有性命之憂所以預析主治於前六聚者六府有餘之濁氣也其氣聚則有形攻築於腸胃兩脇心胸之間為痛痛時有形痛止則散如盜賊聚而劫奪散無蹤影若善于調揖戒氣省勞可以不藥而愈其發必因外觸而發也以後方調治隨所觸而加減

精聚 六聚主方

陳皮錢半夏炒木香錢查肉錢只實錢砂仁錢延胡錢
生姜一片外寒觸發脉多浮緊如沉緊者必要惡心畏
寒加蘇葉羌防去木香砂仁怒氣觸發者脉必沉滑
而惡心惡食飽噯吞酸加神曲錢麥芽錢以治之
脉若沉緊或浮緊惡心畏寒治表良切記木砂須
急去宜加蘇葉及羌防怒氣觸發脉沉滑飽噯吞
酸惡〻鄉神曲麥芽加必效通醫六聚妙難量

癥者微而騐也有物有形如濕痰食積死血之類另
婦小兒咸有偶然停滯日久不消与塊無二六脉滑
而有力病在腸胃之間有形可證也以後方權服須

丸藥爲主

治癥主方

陳皮(錢半)半夏(錢半)木香(五分)查肉(三錢)只實(錢)砂仁(錢)兵郎(錢)

生姜(二片)如濕痰脉必濡滑塊則軟而不痛或大或小

加半夏(錢半)蒼朮(錢)白朮(錢)而去木香查肉如痰血脉

必芤濡弦濡塊則按之覺痛加紅花(五分)桃仁歸尾(錢半)

去半夏木香以治之

瘕者假也假物而成形病獨在於女婦或行經不謹

或産後失于禁忌寒邪客于胞門子戶怒氣鬱於衝

任之脉假血而成血瘕多在少腹隱僻而痛只宜丸

積聚

藥常服煎劑為之補血調經順氣為主脉則沉弦濇數也

血瘕之方

當歸四兩芎藭紅花兩延胡半兩香附半兩砂仁半兩木香兩艾兩為蜜丸空心米飲下三錢痛止經通即止藥焉然血瘕之病从遠不愈听其自然只要精神充足自無恙矣若一味消剋其瘕不愈而元氣受虧其害同藥而死者戒之戒之

痞塊之痞即脾之痞積也本無形而至有形乃氣塞所積不必重論若塊者即癥之類也癥之為塊與瘕

相似皆假借痰氣血積而病，在三焦腸胃之外空隙之間，此在皮膚分肉之中，有形有塊可據，或高或不痛，此經絡血脉中有所阻隔，氣滯借精津血液日積月累而成，無所動移，服藥不應，惟外用膏藥敷之而消之，與藏府元氣無干，故六脉和平，飲食如常，惟外治可也。若聽信外科服藥消導，反傷元氣，致生他病矣。若久遠無礙，不妨任其自然，切不可用刀針劃刺至肌肉筋脉，腫起大硬而增痛為害也。

夫前論何獨悉于五積而輕忽於癥瘕六聚痞塊耶？蓋癥瘕痞塊病本輕淺，而初起者不妨医治，亦必輔

積聚

有精神元氣方可受藥若平素虛弱及年月深久者以不治為主即有亦不害性命至于五積之病初本無形之氣所積而成只因元氣先虛而生此積若不亟治後傳為鼓脹中滿浮腫元氣大敗而成故予專重而備悉也

番胃

夫胃之下口即小腸之上口小腸為受盛之官變化出焉凡飲食入胃賴脾氣以營運水穀先為腐熟其精微無形之氣轉輸於四藏四藏受其精微之氣化為精津血液其腐熟之物漸〻下輸於小腸小腸受盛而变化下行於闌門泌别其水為便溺分於膀胱由小便而出其糟粕穢物分於大腸大腸為傳導之府由幽門而出此為常度只因脾肺腎三經元氣凡虛〻則不能營運受盛傳導之理失常使三焦之氣有升無降有出無入初則泛〻不和為嘔為吐〻〻久

番胃

則順其上炎之性竟成番胃之病矣
論番胃者皆以爲胃病不知脾與大小腸亦病雖知
脾胃大小腸俱病而不知因肺腎子母之元氣虧斷
方成此病何也肺爲天〻氣刻〻要降〻則腎受母
氣而地道方通地道通大腸始得傳導輸化之力况
肺與大腸爲表裏息〻相通以無形之元氣化導有
形之糟粕若番胃之病吐久則真元日消上下之氣
久絶腎主二便大便不通脾氣不降而反逆炎至水
漿湯飲皆不能進〻則化爲白沫形枯腸涸而死也

醫治之法先宜潛心靜養謝絕世法順其性而調和飲食以後方從容調理百日無有不生者矣

胃有三脘近者為上脘中為中脘近小腸者為下脘得食即吐者病在上脘胃家自病虛而不納隨氣逆火炎而吐〻出之物猶未消化也以養胃清火之藥主治脾久而吐者病在中脘脾虛不能營化隨氣逆火炎而吐〻出之物將欲腐熟而未變也宜清火順氣消導健脾之藥主治朝食暮吐者病在下脘小腸不能受盛隨氣逆火炎而吐〻出之物已腐熟變化也宜降火順氣下墜之藥主治新起以治病為先久

番胃

則兼補兼消日遠者只以調補爲主

番胃之脉初起滑數有力有神者可治若脉見沉濇而弦急者不治所謂無胃氣者死也蓋脾胃之造化元氣已絶焉能營化轉輸而傳導哉

主方

查肉二錢　橘紅錢半　半夏一錢　只實一錢　白术錢　黄連五分薑汁炒　白芍錢　貝母一錢　人參一錢

黎明服渣再煎午後服宜徐徐而進不可通口

夫番胃初起先因氣虚而鬱氣鬱化火火鬱生痰痰火氣併鬱于中遂成番胃故用參术以益氣查實以

順氣連芩以清火，橘半以消痰，爲和中清利之藥。初起元氣未虧者，加寔蓮各五分，石斛久虛減去參术。脾氣久虛者，加參下术斛各半，而去連寔。日久氣血皆虛，大便燥結者，加參衣茯苓車前半錢，去除寔連減查錢半。腸胃已枯，元氣下閉上格者，以童便浸參衣半膝半錢松肉衣研細和服，除去查寔橘而用陳皮。

用硝黃用之必死。

何法治畜胃，橘紅查半連术參，同芩寔貝母而用煎。元氣形神壯，寔連斛要添，參术可減去，此法原無偏。虛加參术斛，減去寔和連，虛極大便燥，參要

畜胃

進三錢蔘朮加入效去寔併除連查三存一半漸服自生全

番胃腸枯水已乾下関上格命丝懸㾕皮牛膝和松肉便浸人參三兄錢

番胃有吃湯吐湯吃藥吐藥者脾胃之元氣虛極伏元氣逆之甚也當用後方暫止其吐吐止服藥用石斛料白芍钱黃連五分查肉三錢貝母一錢黑鉛一兩煎四五滿將鉄銹水和入徐徐服吐即止矣虛者加參料陳年鉄銹先磨下候藥煎好和服　右用黑鉛鉄銹者金能制木引氣下達以鎮墜墜之勢耳

番胃湯藥俱不納將藥止吐眞仙訣黑鉛二兩同藥煎查君貝臣斛芍列連使鉄銹磨一錢虛極加參餘〻呷

番胃之症用靈砂或養正丹往〻神効亦取其鎮墜耳王太僕云食不得入是有火也食入反出是無火也若食良久而復吐出有因下焦虛寒不得梳用清利也

腸風臟毒

風非風寒外感之風，毒非癰疽膿血之毒。此二字宜活氣字解說，一如春傷于風之義，本陽明之氣不能上越于腠理，而反下陷于大腸，大腸之腑亦隨氣而虛陷，陷久而結熱不散，故血隨發開，其氣散陷之時先至，故血先來而糞後隨之，其血清散，而必初起輕淺，只言傷風。因後人見方中判防升麻達氣于上，遂疑為外感之風也，不知此風何由得進於大腸。臟毒者，因腸風日久，氣血兩虛，虛陷之氣日積大腸之濕熱，蘊積不覺，日積月深，遂成窠穴，為積血之器，大便

腸風

欲行其血不拘糞之前後而來〻而不痛隨氣下陷因成塊甚多而黑黯故有毒之名不若内痔腸癰痛而有膿血之别也其脉初則數而不清久則芤數而濇弱甚有大腸病久日遠必傳于脾胃〻虛氣不能統運血脉周流一身亦虛陷於大腸遂成結陰便血之病脉非芤濇則虛摶也若至浮腫喘逆則發黄絶穀而死矣故此症須明分為三輕為腸風重為藏毒再重則為結陰宜後方治法主治于丸藥宗古法中擇用之

通治便血

防風一下黃芪半下山藥半下甘草二下茜根下秦艽下槐米下川連二下以防芪達氣于上藥甘和中益脾茜根艽涼血和血連槐清熱解毒也初起者加荊芥黃芩八下而去芪久遠者加生地一下白芍一下升麻二下若藏毒加生地一下茜根陳皮五分升麻二下而去槐減防下藏毒久遠氣血而虛者加人參白芍半下歸頭下升麻一下陳皮二下除去槐艽減防之半結陰便血浮腫氣喘者加人參桑皮半下茯苓一下陳皮二下車前炮姜下而去槐艽甘連減防一半蓋結陰之症必須參附溫補也

腸風

便血通治藥防芪甘茜艽槐連要藥久遠芍升生

地入初加芩荆去黄芪藏毒茜升陳地進防風宜
減去槐醫氣血而虛久遠毒參芎漏首共黄皮除
去槐花應有効減防一半更為奇結陰便血身浮
腫氣喘加參桑廣皮車前苓加防要減槐花連炒
去無疑

眩暈

眩運之症陡然而發發則令人頭搖目眩自覺旋轉立身不定天地反覆屋宇顛倒者與頭目身体無干皆由風火痰氣之內攻致經絡盈虛之轉動遂有旋轉眩運之象耳玆眩之因有氣血之虛實寒熱之標本宜以脉症詳究而分治之

夫一時暴發者必因風暑寒毒鬱於肌表觸動內之痰氣致絡脉滿而經脉虛外有餘而內不足上脉溢而下脉空所以頭重足輕一時旋轉也如精神氣血冲和者俟風寒暑氣痰熱清散即愈蓋元氣不虧六

脉雖有浮弦滑数之候無恙若元氣以虛不能維持

脉或虛搏急疾濇脫者不治

外感眩運主方

橘紅钱半夏钱防風钱羌活分天麻钱川芎钱茯苓分

甘草分姜片如有寒當照方用如有火加黄連分去

羌如氣虛者去羌弓而加參分血虛者去半羌而加

歸钱芎分所謂無火不運無痰不眩無風寒暑濕則

不能發而非盡不病也是方兼而主治

外感眩暈二陳羌防天麻川芎引用生姜如若有

火加連去羌氣虛參术去芎與羌血虛歸芍宜去

半羌

内虛主方

人參下當歸料茯神下棗仁禾牛膝卞車前卞菊花伍分
橘紅下天麻料姜斤有痰者加半夏料而去膝歸有
火者加首烏禾菊花禾產後氣虛血脫而運者加人
參下川芎下而去膝麻久病之人氣血兩虛者加叅
一下半芪白术下去天麻牛膝以治之
内虛眩運神參東歸膝車菊姜天麻橘隨有痰加
半去膝与歸首烏菊花有火相偎產後氣虛血脫
眩暈 運隨參芎宜加膝麻該麾氣血久虛參芪术追去

麻與腠理入骨髓

嘔吐噦

胃氣不和則嘔吐噦所以致嘔吐噦之因有太陽〻明少陽之分太陽寒水主治少陽寒熱相兼主嘔陽明從火主噦後文自有分別之法治

胃為水穀之海無物不容無物不納主入而不出者也今致嘔吐噦豈止于三陽而已有寒熱虛實有形無形新久之不一若胃家因病而觸其氣不和而逆亂雖有嘔吐噦之病〻去胃即平和無恙飲食如常也乃有餘新起之病淺輕易治若因久病不拘三陽本經元氣先虛而自病胃氣虛弱水穀日減精神日

嘔吐

衰形色已枯無胃氣者死脈無胃氣亦其病深重難治予雖分列於後宜參古法方爲入彀

吐者直出也在傷寒熱病门中謂之太陽症感寒邪胃家正受寒氣胃中水穀不能熟腐因寒客于胃惡心而吐則開口湧出有物無聲故名曰吐太陽主表若欲主吐必先惡心泛泛而欲吐者爲太陽受寒也脈必浮緊或弦滑彼時有頭疼身熱項强委中拘急此因外感無形之邪左脈必盛以治太陽之藥爲主兼和脾胃急宜疏散毋使傳裡若無頭疼項强太陽諸症只是太陰受寒惡心体熱喜飲辛辣熱物此爲

太陰脾胃自病必因傷內生冷有形之物或兼受外感右脉必盛以和脾胃之藥為主佐外感之劑然致吐之因尚多或飲食茶酒相反番胃惡阻另有本門不在此例

治吐主方

半夏木陳皮半卞藿香卞厚朴木茯苓木薑片內傷生冷兼受外寒者加蘇葉麥芽卞防風卞神曲炒卞而去苓外感客邪居多兼有寒痰宿食而吐者以和解為先加防羌蘇葉而去苓

嘔吐

二陳主吐藿朴相扶生冷外寒蘇芽防麯而去茯

苓其吐如逐宿食寒痰客邪居多加蘇羌防去苓是穀

嘔者有聲而有物也嘔本胃中不能容忍惡心而欲嘔也所嘔之物無非痰涎水飲在傷寒熱病謂之少陽症寒熱相兼也經謂諸嘔吐酸皆屬於火故有聲有物知木火土同病也若治雜症以胃為主兼治肝脾若治熱病和解少陽之客邪為主兼理脾胃凡嘔家之脉必弦弦滑多痰弦數多火弦遲多寒浮數多風寒熱往來似瘧者從外治無往來寒熱者從雜症内治

治嘔主方

半夏下橘紅下藿香下厚朴尹茯苓炒只實上甘艸下生姜片襍症脉弦滑者多痰加只實上白朮下去藿香厚朴脉滑而数湿痰湿火也加白朮炒黄連上去藿香厚朴沉遅浮緊寒痰欝氣也加蒼朮下去只實虚微細滑本胃虚氣弱也加参下朮下砂仁上去半夏炒而去只實藿朴往來寒熱似瘧而嘔脉浮弦而滑者加柴胡炒黄芩干葛下去藿香只實食積痰凝其脉弦滑而数者加山查下神曲炒黄連下而去藿香厚朴乃治嘔之大法也

嘔吐

二陳主嘔藿朴只定痰加寔朮藿朴宜擲溼痰溼火脉滑数加朮與連藿朴斤脉若沉遅浮緊見鬱氣寒痰相与賦如遇此症法何醫蒼朮宜加去只實虛微細滑胃氣虛半用五分方合式参朮砂仁必要加宜苓藿朴與只定往來寒熱似瘧嘔脉則浮弦而滑候柴苓干葛理宜加藿香只實必不有食積痰凝弦滑数查曲連加藿朴走

噦者俗之所謂干惡心也但有聲惡濁而長無物可嘔此陽明本經之實火也又有無聲無物惟延頸開口一息之間即止止即隨發者本經之虛火也虛火

者即本經氣虛陰火上沖也實火者太經鬱氣化火也或熱病邪熱留于陽明胃府而噦者陽[illegible]結上衝上皆屬于火是也噦屬火之象無疑脈多滑弦而數浮沉不定虛實不等須詳辨之

治噦主方

半 橘 苓 甘 黃連 只實 姜三片 胃家實火脈來有力者加竹茹 黑梔 胃家虛火脈來無力者加參 朮 而去實減連 陰火沖逆而嘔脈虛弱無力者加參 白芍 竹茹 去實減連 以止之

嘔吐

二陳治噦加㝎與連胃家寒火脉有力竹茹黑梔必須添胃家虛火脉無力加參知白朮去只減黃連陰火冲逆脉虛弱減連而去㝎參芍竹茹煎

甚有非嘔非吐非噦惟惡心惡食飲食不思即欲食而不能下見飲食而反加嘔惡者本胃家自虛自病別無外感內傷之兼症也其人素來胃弱而中氣久虛在胃不能納在脾不能消即無病而當病脉多微弱後方主之以參半卞朮二卞芪五苓半卞藊二卞砂仁五陳皮卞半卞炙艸卞煨姜一片益脾無香煖則不通順脾胃受病其氣必凝滞痞滿欲益元氣必假芳香之

品使胃氣通遠故以香燥甘溫之劑從其性以開胃
健脾也

嘔吐

非噦非嘔非吐惡心惡食難過飲食不思見食反
吐胃家自病脉微弱參朮芪苓砂蔻助半陳炙草
與煨姜醒脾開胃功誠普

惡心

前文嘔吐噦各有形狀今云惡心無所形狀只是胃口畏惡之意胃中時〻有畏惡盤旋欲吐之意也若初起泛〻欲吐者此胃家初受寒邪脉來浮緊浮滑宜溫中散寒爲主若久遠者胃中必有積飲或辨伏脉必滑數以和中清利爲主若久病体虛之人必胃脾元氣不足脉多虛微無力以補益元氣爲主

惡心主方

半一卞陳半卞參半卞藿卞朴卞甘卞薑三片二陳調中之要藥也佐以朴藿之溫散以止惡心且受寒者蘇葉半卞

惡心

痰飲者加只寔下朮下而去霍朴有鬱火者脉必滑數加黃連炒薑汁只寔神曲各下而去厚朴元氣虛者加人參半下朮下砂仁下去藿朴減半夏半下以治之

惡心主治二陳湯霍朴生薑六在裝浮滑浮緊寒侵胃宜加蘇葉最為減痰飲必宜加只朮藿香厚朴去休忘鬱火滑數連只曲厚朴消除是妙方元氣虛砂參朮妙霍香厚朴去休忘半夏三錢宜減半惡心治法是為主

吞酸

酸者鬱熱之氣木曰曲直作酸〻本肝之味也飲食入胃若能健運轉輸不浚停留何至爲酸致成因無形之氣鬱蒸不舒久則氣鬱化火〻鬱生痰〻涎鬱而不利初則嘈酸〻〻日久則爲吞酸〻〻日久則爲吐從微而至盛也嘈酸初鬱濕熱之氣也吞酸久鬱濕熱之痰涎也吐酸久鬱之氣濕熱之痰与新進之水穀三合而成也譬之秋冬天氣寒冷食物可以久藏長夏則濕盛熱時即刻鬱蒸爲酸是酸爲氣鬱濕蒸痰涎食積所成明矣吐酸日久多成番胃六脉多沉

吞酸

沉為氣鬱也兼弦數為鬱熱兼弦滑為痰飲其治法不外木鬱達之火鬱發之土鬱奪之之義

吞酸正方

橘錢半半錢术錢半曲錢查錢青皮錢黃連錢苓錢半姜片

氣鬱者以查青化鬱氣以半橘消涎痰濕熱者以連曲化濕熱病本肝脾不和故以苓术健脾而以查青疏肝也火盛者加梔錢氣虛者加參錢脾陰不和者加白芍錢痞滿者加柴錢痰多者加半錢黃[illegible]苓連橘半只寔术乙而嘈酸者加砂仁錢以去查吞酸者加蒼术而去青吐酸者加只寔錢半以治之

主治吞酸橘半查术蓮青曲茯苓誇炒黑栀仁火
盛進氣虛參進麻無差暉陰不和須加芍痞滿柴
胡必要加痰多倍半兼丸藥嘈則加砂而去查香
則加蒼青必吐加只寔定無恙

吞酸

頭痛

頭乃六陽之首手三陽經從手走頭交接足三陽經從頭走足順其常度則無病矣其為痛也或為風寒暑濕之外感或為七情六欝之內傷使經絡血脉閉而不通逆而不順則為頭痛然有新久寒熱虛實之不同古書分治亦已備悉大抵外感六經之頭痛則六七日之間須以發散清利之藥主治而易愈若內為七情六欝痰火氣血諸虛之所致者則難愈如久虛之人久病之体為藥誤治屢多變症[illegible][illegible]也

外感六淫頭痛者風寒暑濕燥火本六淫之邪加為

外感各列本門不在此列此謂六淫者乃外感之證邪故身不發熱不見外症只頭痛耳六脈浮大而數者宜服後方

蔓荊子錢 荊芥卜 川芎錢 羌卜 防卜 白芷錢 細辛錢

姜三片 葱頭

右皆清輕之劑上走高巔以散外感之邪不論六經皆可治如惡寒者加蘇葉卜 惡熱者加黄芩卜 去細辛白芷以治之

蔓荊芥與羌防辛芷苏姜芎莫忘惡熱加芩辛芷去寒加蘇葉六淫方

所謂內傷者非傷也乃氣血兩虛之症火風熱之數

芎(ネ)蔓荊(ネ)丹皮(ャ)黄芩(ト)天麻(半ト)荊芥(ト)甘艸(ラ)
血虚頭痛六脉虚数者加生地(ネ)去(當歸下半)荊減蔓(ャ)氣(古)
虚寒頭痛六脉弦緊沉遅者加朮半(半ト各ト)参橘(各ト)而去
丹皮弓芩痰厥頭痛六脉弦滑者加半(ト)朮(ト)橘(ト)
只殻(ネ)去芎与丹皮三陽熱毒頭痛六脉洪大者加
石膏(ネ)連翹(ト)而去芎麻真陰不足頭痛者以六味
丸治之陰虚血少虚火頭痛者脉必虚微而数加生
地(ネ)牛膝(ト)知母(ト)而去芎麻焉
内傷頭痛本非傷氣血皆虚痰火張弓蔓荊丹芩粉
艸天麻錢半喜洋(ラ)六脉虚数是虚血生地當归加

頭痛

最宜減蔓去荆方是道血虛頭痛此爲奇〻脉弦緊
或沉遲氣虛〻寒頭痛如朮半橘參加入如弓苓丹
去莫遲〻三陽熱毒脉洪大加入膏秦艽療[illegible]眞陰
不足六味凡虛火陰虛血少之脉必虛微而帶數宜
加生地膝和知天麻川芎俱要去虛火頭痛如無如

頭風

頭風者言其受病之因也初則因感風寒風寒客于
經絡血脉之中伏而不散久鬱于頭非血虛凝滯之
有痰涎凝結爲病之根或爲外感而能發或爲內傷
而能發故止發不常病根永固必相因于目〻爲空

竅凡所鬱痰涎瘀血從此而散目雖受損病必易愈

凡所以每患頭風者屢藉砭血針刺而速愈正謂此也風寒初感之時當從寒治則可若久遠則寒鬱為熱如內再用辛溫發散之劑外用重綿厚裹使熱盡愈感而愈鬱無所泄其鬱熱必從孔竅而出所以損目失明治此病者必詳分新久主治不可執泥其外惡風寒喜因包裹者正因鬱熱在內熱浮暁為腠理疎泄其痛少緩若加之寒鬱於外熱氣不得發越其痛更甚故頭風痛者以絹帕於熱湯中浸洗絞乾即置痛處其痛立止者熱得暖而氣散也

弘痛

頭風之痛甚有昏不知人而死者因頭風素有痰涎謂之痰厥頭痛只宜清散風熱解利痰氣以清利之藥主治爲當若[illegible]于風寒入腦以細辛藁本川芎辛夷白芷之類治之譬由抱薪救火使風熱愈閉痰涎潮湧亢極而兼風化則暴厥而死也

頭風之病々於過暖及至受寒々氣透入經絡血脈之中少觸即發若太陽經由脊稜骨至巔頂腦後而痛其脉浮緊弦數若少陽經在耳前後左右爲痛謂之半引頭痛脉必浮弦而數若陽明經痛連頭維齒頰而躁熱脉多洪大弦滑若陰經只有少陰爲痛壹煩

煩躁不寐謂之血虛頭痛脉多虛數或弱惟陰頭風畏寒殊甚肢逆目眩脉多沉弦而無當分晰主治也

三陽頭痛主方

羌下蔓荊下防風半芎下荊芥下芩下甘草下相從

頭風斷非初感定屬久病而暴發故忌用辛熱溫散宜辛涼清散之藥主治是方妥甘兼苦寒可升可降可瀉可散正以省風散熱耳內熱者加菊荊芥下而去羌有痰者只加壳下天麻半而去芎羌血虛內熱者加生地菊去羌防陽明火亢右半引頭痛者加石

頭痛

膏(本)菊花(下)天麻(半下)減防弓羌活如太陽滿頭痛者照方去芩少陽左半引頭痛者加柴(北下)菊(下)連翹以治之

頭風若是屬三陽羌蔓芩荊弓草防內熱去羌加菊芥有痰只亮半麻減川弓羌活俱宜去此是頭風不易方內熱血虛加地菊防羌二物去爲良右半引痛陽明元膏菊天麻以入方羌与防芎俱要減陽明頭痛決休忘太陽頭風滿頭痛秖去黃芩餘照方少陽頭風左半邊加柴翹菊始無妨

三陰頭風主方

生地下丹皮下芎下蔓下苓下荆芥下甘菊与添凡
三陰頭痛病在血分故以芎地丹皮和血活血為主
蔓芥者風菊芥清火內熱者加犀角下火盛者加牛
膝下車前半下氣血兩虛者加參歸各下前方可通治少
陰頭痛兩頭角痛是也如厥陰頭痛、連後腦巔頂
者加川芎下藁本下厥陰真寒靈痛肢逆目眩神昏
者加參半下附子川芎各五當歸下而去菊苓以治之

頭風症屬三陰生地丹皮芎蔓苓荆芥菊花相取
效者風和血火皆清內熱加犀為更妙若還火盛
膝車平氣血兩虛參歸進兩頭角痛少陰寧厥陰
治痛

後腦連巔項增藁加以心定神厥陰真寒虛痛者
肢逆目眩又神昏參附以歸俱要進好為除去菊
和苓

痞滿

痞滿痞字雖即前文痞積痞塊之否字義當從否字爲是本無形之虛氣因營氣不足不能分清利濁天氣不降地氣不升而成天地不交之否否者不舒不不快遂生中滿否否不舒之貌宜以氣虛中滿分治不可泥于痞積痞塊有形之痞也

中滿形症無非中宮虛滿不思飲食食而不甘强食則多少可進肢体虛萎嗜卧懶言意興不揚六脉微弱而無力或虛弦而濡澀善于調治則無恙若泥于消剋徒傷元氣反傳爲臌脹也可不慎歟

痞滿

中滿主方

术二錢 參一錢 陳皮八分 砂仁五分 白蔻三分 歸一錢 芎五分 苓一錢 柴胡三分 澤瀉五分

氣虛則氣不運而氣滯，以术爲君，參爲佐，益中宮之元氣也；以陳爲臣，砂蔻爲使，化痞滿濁氣也。氣病則血脉不和，歸芎以和血，使氣血互爲裨益，有所依附也。如六脉濡弱，血氣虛熱，形神枯萎者，參加至三錢，术加至五錢，而去砂蔻。中氣虛寒，形色枯姜六脾泄而兼之中滿，內惡寒冷，飲食難化，外惡風寒，六脉沉弱而微者，加參二錢、术二錢、附子肉桂各一錢、煨姜三片、炙甘草二錢，而去砂蔻、歸、柴、芎、澤以治之。此氣虛中滿，不易

之繩墨也

痞滿

痞滿之方參朮陳砂仁白蔻茯苓平芎歸柴澤相爲助利濁分清脾胃寧氣虛血熱脉濡弱形神枯萎色沉〻參加至三朮至五去砂與蔻細調停中氣虛寒形色萎脾泄而兼中滿形内惡寒冷食不化外惡風寒不遂心六脉沉弱而微見煨炙附桂朮參增砂蔻歸柴芎澤去以安否滿効如神

繩孝堂錄附後全書

肘後全書目次

繩孝堂肘后全書卷四

平江朱尊聖隆素氏纂
玉峰毛有定靖庵氏閲

噯氣

或問噯氣者、氣鬱不舒、胸中痞結、必得噯出、其氣方快、此胃家之濁氣也、經云濁氣在上、令人䐜脹、若中氣充足者、自能打噯、出濁氣、自以為舒暢、病因輕淺、若久遠不治、便成否滿、以後方宣化、無形之氣為、雖曰有火有痰、只要氣順皆愈、亦有平人、略覺胸中不快、勉強打噯、以求通暢為妙、如

噯氣

此習成。一刻不噯。自覺難過。畢竟噯透方舒。如此久遠習以爲常。使胃氣反逆。肺氣不降。傳爲中滿。香胃而死。予常以此。利害禁之。再三從者不藥而愈甚有執性不從而死者甚多慎之〻

噯氣主方

陳皮下　蘇梗些下　半夏半下　只殼下　木香五　豆蔻一下　砂仁半下

生姜三片　内熱者加山梔下　胃寒者加厚朴下　胃虛者

加參朮各下　去木香只殼

蘇梗陳皮半殼砂木香豆蔻熱梔加胃寒加朴虛

參朮殼木補之定不差噯氣此方誠足致胃中舒

暢賓堪誇

心痛

心痛在岐骨陷處。胸痛則横滿胸間。胃脘痛在心胃之下也。心爲君主之官。一身之主宰。邪無受病之理。今之所云心痛者。心包絡受病也。心包絡屬於厥陰。與手少陽三焦。相火爲表裡。手厥陰代心主行令。手少陽代腎用事。凡言心痛。皆包絡病也。包絡是裏心之肉。本經之痛。痛於兩乳之中。謂之膻中。其痛之狀。如否結而不舒。欲轉輸則碍而痛。平常則不痛。此乃鬱鞠之氣。不伸而痛。脉必沉而微。急宜調肥西無形

憂氣

鬱鞠之氣自愈亦有失血之後瘀血留滯于胃腸之間否々而痛々則隱々綿々屈伸常痛也脉必沉而弱濇以和血消瘀化氣之藥主治亦有痰涎結于胸中礙窒不舒而痛脉必滑而不清以調氣消痰之藥主治亦有包絡之氣久鬱而兼血虛火鬱而虛痛々雖不甚但煩冤否結怏々不快而痛止發無常不得飲食脉必濡弱而虛數當益心氣而開鬱和血以清熱凡勞煩思慮勤讀專功者多有此病以上四節皆能令人心痛之常候也

有痛不在心胞之間而痛于胃之上下者此名胃脘

痛也痛者皆是氣鬱痰凝火鬱停食受寒傷熱蛔厥瘀血胃虛九種之異治法亦宜分别而增減也於六脉皆沉〻為營氣閉而不通則濁氣滞而為痛〻則脹滿按之愈甚以疎肝理氣之藥主治如肝脾之脉弱滑而不清者因氣滞而津液凝結而痰或素有痰飲而為痛〻則呕吐痰出少緩以順氣消痰導飲主治如久鬱之氣不達反兼火化痛則嘈雜否滿其痛如刺止發不常減食少緩多食痛甚〻則吞酸吐酸脉多沉弱而数二便不利以踈肝達氣清火消痰主治如噯氣氣口脉滑有力或沉弱滑数此因氣上停痰飲

食或食後受氣感寒卒然嘔惡心脹而痛、連心胸
腸胃勢不可忍者以消導為先如一時為外寒所感
不作表熱之症隨觸於胃、為水穀之海痰氣與積
相併而痛外則畏寒肢痛內則惡心窖痛脉必沉弦
而緊濇或沉伏而不起以溫散而兼消導為主如素
有鬱熱兼之体弱血虛內熱兼感於暑胃火獨盛而
痛、則嘈雜煩渴頭眩脉必浮數弦數或沉數以本
裡兼清化熱得殊法為主如素有濕熱之氣積於腸
胃必生癥積而兼生蛔蟲、不安而陡然卒痛則唇
青手厥欲吐不吐止發不定腹疼乍大乍小或沉或

浮此蚓厥也以辛苦之劑主治如素有積血瘀滯于中宮不分日夜常〻礙痛〻無休止不礙飲食胗多濡數或弦緊而急痰以祇當湯丸之消之中氣久虛脾弱胃寒不易營運致觸冷凝寒時〻為痛喜食辛熱溫物宜理中姜桂之藥溫之也

通治心包絡膻中否痛主方

貝母乑 橘紅止卜 菖蒲禾 益智禾 當歸卜 丹參卜 遠志五分

氣鬱必有痰〻氣併結未有不痛之理故君貝母橘紅以順氣消痰佐菖蒲益智以開鬱止痛遠歸丹參以和〻〻醒神如有鬱鞠之氣加鬱金卜為末另為泡

心痛

脈而瘀血者加紅花延胡各下去丹參益智痰涎者加只寔茯苓各下棗仁下去貝減橘五下以治心痛也瘀血紅涎加必勿丹參益智去休保如有痰涎苓寔棗相為減橘貝休倍

胃脘痛之主方

查肉下陳皮炒下半夏炒下只實下木香五下白豆蔻五下延胡下姜三片蓋胃主司納為水穀之海未嘗空虛凡胃脘作痛定因氣滯而痛痛則水穀停滯所以胃脘痛者先戒飲食若飲食不節於痛不止故以查肉為君者不獨消有形之食積於疎肝開鬱和血健脾之功

甚痰凡氣滯則痰結以陳半消痰只實順氣以木蔻

開鬱散痺止痛和血必用延胡也如氣實氣鬱者加

延砂五分痰盛者加只実五分吉更錢而去木蔻伏鬱者

加黃連山梔各錢以去木蔻停食者加神曲錢麥芽錢

厚朴錢而去延胡木蔻受寒者加蘇葉豆豉各錢半防風錢

生姜片而去木香延胡蔻傷熱者加乾葛錢黃連五分

而去查木細辛痛者加靈脂錢延胡花粉黃連各五分烏

梅一個而去蔻木瘀血停住者加桃仁錢半紅花七分肉桂五分

而去半木豆蔻薰服抵當湯丸胃虛氣弱者加人參

茯苓炮姜五錢白术錢半肉桂五分而去延查只実蓋胃脘

心痛

痢之病犯者極多調理之法只有三禁戒怒氣節飲食避風寒有寒無食則易愈有食無寒無氣亦易愈有氣無寒無食亦易愈守此三禁則數服即瘥也

痛氣

癆瘵

勞者牢也如人陷於牢獄一般有死期無生日耳又謂堅牢永固終不能痊瘵者敗也壞也延蛀敗壞之義有死亡無生機耳致病之因不等各隨病之所觸而發凡生癆病之人亦可以預料而杜絕也蓋人之死生壽夭觀察平日之形神情性而可知凡天地之所以生萬物者必得夫春生夏長生陽暢達之氣而生得秋冬肅殺陰凝之閉藏固氣而死故人之性情最宜暢達形神最宜煥發刻刻有春長之性時時有生長之情則不惟無病可以永年若人平日無事而

癆瘵

憂思沉想默默無言面容慘暗眉宇不舒人以為老成謹厚不知胸中之殺機日盛已見于形容矣即坐臥歡樂之場反生厭惡即處于富貴之境絶無喜色所謂抑鬱成癆多氣成癆積熱成勞久虛成勞久病日遠成勞傷風不省成勞產怯成勞過欲成勞傳染習烝成勞小兒疳癆成勞疳嗽成癆窮思積想酷飲成勞慳吝剝落成勞男女過時失配成勞須知致勞之因不等總不外性情之執滯習染而成也其致不治者因無止能療病補虛而不能移情易性故耳凡生勞病皆在四旬之內及童稚之年可知矣因從

時乃精神氣血壯盛只爲内有性情之抑鬱外有風寒之感冒所以童稚壯年及鰥寡僧尼皆犯此病雖言斷喪精神氣血而壼而病也寔病於情志抑鬱積想而成正藉精血之未枯一有内蒸壯熱不遏鬱而生虫虫侵藏府骨髓之中有何法可治辟諸高堂華廈外雖彩漆壯麗而内之木柱滋性猶存而未枯必内蒸生虫白蟻延蛀敗壞可待矣此症初起只宜暢達情志毋使抑鬱内服宣發鬱熱之藥不使内蒸一如逍遥散之義是也外用艾炙膏肓百会之穴以斷生虫之害再用桃柳頭搗爛擦脊骨手足肢脘之間

癆瘵

以杜延蛀之患兼繼後方如法調補以圖萬一之僥倖第一怡神怡憺靜養求生為功也

凡生癆病必先從抑鬱而內蒸〻則鬱熱內亢不能清散隨外觸發而先發勞熱久鬱不遠即假我之精神氣血而生虫〻生則延蛀不定矣若老年精血已雲雖有鬱蒸不能生虫惟壯年精血不枯者藉此以生虫耳譬如腐草為螢夏天飲食因鬱蒸而生虫人自汗大藉汗泄而生虫即此義也

夫癆病初起雖屬情志抑鬱而內蒸之病漸有或為畏怒或為驚恐或為憂疑或為外感因而相併為熱

熱之形狀往來不定發則一如瘧狀必先有微寒然後發熱々時飲食起居如常而顏如驚神氣不倦惟五心煩熱鼻氣息熱而咽喉澀癢爲癢爲渴咳々久痰紅諸病兼至矣若瘧疾初起形神黃瘦乃大寒大熱之故汗出作止有時度其發後脾胃虛弱而肢体倦怠浮腫爲異癆病之（癆瘵）脈亦與瘧相似浮弱甚數而寸盛而而尺無力或弦急而搏大不宜驟補用後方同外治之法早爲清散可保無虞此癆瘵初起形症治法也

凡通治癆病者不外木鬱達之火鬱發之金鬱泄之（癆瘵）

之義大畧勞熱鬱蒸于血分先以歸卞芎乎丹皮乎補血而活血不使血脉凝滯佐秦艽半卞陳皮乎以散血中之鬱熱以下葛卞柴胡卞薄荷五遶達鬱蒸之氣其捷于清以杜生虫之患即逍遥散之義也如初感風邪六脉浮數者加前胡防風各卞荆杏仁半各卞而去柴歸芎丹累怒傷肝者痰紅煩嗽朝凉暮熱六脉芤數者加生地卞知母乎茜草根地骨皮卞而去柴丹芎歸情志抑鬱憂疑驚恐思想無窮朝凉暮熱痰嗽骨蒸者加骨皮知母神束丹人二參半各卞而去丹皮芎歸減葛卞及艽乎氣虛六脉微弱者加人参黄芪茯

苓各下甘草下去丹芎朮減葛下与芪下血虛六脉沉
數者加生地知母下人丹參各下而去薄朮脾虛胃弱
六脉微弱無力大便泄而飲食日減者加人參茯苓
各一錢半芪白朮各下甘草下而去芪歸朮葛氣血兩
虛肌肉消瘦形容枯槁六脉細數飲食減少痰嗽不
已宜加人參三分五下黃芪藥芎及苓各下去朮芎丹減葛及
芪下以治之

炙法　膏肓左右二穴百會一穴

浴洗　百部一斤生艾葉八兩煎湯淨浴夜早晚洗面

擦藥法癆瘵　向東桃頭七个柳頭七个生艾頭七个三味搗爛

射香丁雄黃各另為末猴五味杵勻烘熟由百會穴擦起從脊之中行擦至尾閭穴上及四肢手足臂腕之間七日擦一次使血脈流通而蟲伏易散杜絕生蟲之要法房中常燒玉樞丹鼻聞此氣可以殺蟲每月擦浴之法後即將玉樞丹末空心百沸湯化服使利數次亦為祛瘵之要法外將桃樹七尺四面削方以好硃砂書怯勞辟屍鬼符籙於上看病人本命在何方卧室內延一道士打醮一壇釘在房內有効

青蒿鱉甲丸　可以當服初起有効畫極久遠

者不治

生地四下當歸下川芎下秦艽半下知母半下地骨皮下人參半下白朮下黃芪半下丹皮下黃柏下青蒿下鱉甲下蜜丸服

噙化丸　治虛勞痰紅久嗽喉啞咽疼肉蒸肺痿諸病

貝母下百部半下知母下紫菀下青黛下黃連下甘草下硼砂下薄荷下桔梗下生地下麥冬下爲極細末重篩以膏子代蜜和滋潤噙化一二丸

痧疹吹喉法

硼砂半錢　青黛一錢　牛黄五分　珠珍五分　兒茶錢

癆病初起形神色脉未枯飲食起居如常者依前法必劫若形神色脉已大肉盡去脾胃泄瀉音啞咽疼飲食減少咳嗽不止痰如白沫壯熱無休久臥床褥又性情煩躁而多怒六脉急數無倫氣粗息高賁眼目陷耳焦者必死不〻有因大勞復感風寒暑濕發熱如瘧或潮熱咳嗽醫者但知有勞而不知有外邪內陷直與補藥其邪留滯於血脉之間隨氣升降其熱如陰虛火動之狀而游走經絡此又不可作陰虛火動治也但當以柴葛荊防輕揚之劑佐以撫乃表

帰香附之輩以導散之大約陰虚火動之脉則濡散而無力矣此外邪内鬱之脉則弱散而有力或弦緊而搏按之有力是其別也

癆瘵

厥症

夫厥與卒中似是之間也盖卒中之脉因氣壅欲脱有浮弱急搏緩滑弱緊之脉候諸厥之脉由氣閉不通有沉伏濡脱或沉弱微滑之脉候卒中之症而赤肢温息粗鼻鼾体和順而不像症形諸厥形症而青口噤四肢厥冷肢体僵强淹々一息如死狀也前人論厥有六而實不止於六々者言其常也殊厥之々々於氣閉而一時之間諸經之脉内外陡閉不通何也盖營者營於中也衛者衛於外也今營氣反拒絶於外衛氣格閉於中所以内格外拒上下不通

以致肢體僵仆手足厥逆六脈沉伏此厥之大義如此所謂厥者極也凡陽交於陰陰至於厥陰陰之極也一如六陰盡而一陽復生之義諸厥之為病雖四肢厥逆少則陰退陽回氣脈一通即愈不若諸虛之症手足厥冷脈微欲脫汗出如珠痰聲如鋸臨危之絕候也

諸厥總屬氣閉營衛不通雖兼症致病之因不一可以通治最要明辨脈症照治法對症加減未有不愈者也如寒厥者因寒所乘兼病久蔵府空虛不拘外感內傷寒從於三陰陰盛陽衰身寒厥冷不利泄瀉

蜷臥唇青而畏寒六脉沉伏一如中寒相似但中寒則腸中絞痛亦有病久陽氣盡而脱者亦名陰厥以温中散寒回之品治之

陽厥者因六府壯熱亢極反兼水化而四肢厥逆非厥冷至於脱不過於肘脉必數而有力不甚沉伏惟傷寒陽明邪熱未解多有此症身熱而大小便秘塞以清涼解散苦寒通利之劑治之

痰厥者平素多痰偶為外觸營衛不和無能導運痰涎〻壅閉於隧道使諸脉閉絶而發厥一時昏憒言語謇澁四肢厥冷六脉沉滑必有痰聲中頑氣温痰

治而愈或先用吐法繼用導痰順氣之劑

氣厥者一時暴怒或鬱怒傷肝其氣併逆使營衛格拒而諸脉閉絶六脉伏而不起手足厥逆面青身冷先用蘇合香丸姜湯灌醒方用順氣之藥

通治厥症主方

橘紅錢 半夏錢半 防風錢半 桂枝五分 只殼錢 桔梗錢 茯苓錢 生姜三片 君二陳以通脾胃痰氣之結滯佐防枝以疏在表之風寒使桔殼以利中宮之滯氣如外感風寒而發寒厥者加羌活錢 蘇葉錢 去桔枳內受寒邪而發陰厥者加桂錢 姜各錢 附子錢 吳茱萸五分 以去只殼桔梗更熱

厥者表裏之熱亢極反熏水化加黄連薄荷（久下）黄芩（𡗗下）只壳（豕）連翹（下）兼服潤字丸（录）表裏之熱方和去枝半茯苓減橘（豕）痰厥者先用鹽湯探吐或稀涎散探吐之後用前方加荆芥（下）只壳（豕）以去桂枝如不清用廣東牛黄丸一丸或大便（不）通者用沉香滚痰丸二錢氣厥者加前胡（下）烏藥（豕）而去桂枝茯苓。蚘厥者加白术（下）乾姜（下）烏梅（不）黄連川椒（各五分）而去防風甘草桂枝減半（下）以治之

脚氣

夫足跗腫痛明爲濕熱如何名爲脚氣若言脚上之氣亦不離濕熱二字爲致病之根如何又有外感内傷之别乾濕寒熱之殊及沖心嘔吐譫語神命至危之不等祇因脚氣二字自然不同決非一朝一夕而積成脚氣雖曰濕氣久鬱伏於足之三陰鬱蒸爲熱方有紅腫腫痛之形症有此鬱蒸故發寒似瘧有類傷寒之别名彼時發病之初未必無外感内傷暴怒房勞之兼症所以有種種别名異論使後學茫然無知臨症不決難於用藥雖有古方古法一時不及決

脚氣

斷而施治雖有治者不分寒熱虛實陰陽表裏故有冲心之危症耳

蓋濕熱久鬱而為脚氣〻冲心而致人於死其症更由於傷寒似不可謂非傷寒也所云類者正與傷寒無異故有七日而愈七日而死亦有十四日而愈十四日而死者不惟脚氣為然也凡風寒暑濕之浸淫於經絡則輕傳於六府則重入於五藏必危若脚氣冲心傳於五藏其氣一如邪熱無疑故冲心必死蓋脚氣實因濕熱為本必兼受客邪觸動而發〻時必從足跗痠而紅腫寒熱交作嘔惡〻寒煩燥不食而

不能食大小二便秘結不通燥渴譫語喜飲無汗謂之干脚氣也其脉則洪浮弱数而有力初則踈散中則和解末則潤下無補法也三陽經受病耳若二便通口不渴多汗吐嘔惡心渴水不受六脉濡弱沉伏肢厥戴陽譫語神昏謂之濕脚氣也初則踈散中則和解末則清補此謂三陰經受病耳以後方分陰陽而主治

三陽脚氣

羌活錢半 防風一錢 乾葛錢 兵錢 蒼朮錢一 生姜三片 木通五分

此踈泄表裏風寒暑濕痰氣之要藥也初起者加蘇

脚氣

葉（下）麻黄（平）以去兵道中治者加半夏（乂下）橘紅大腹皮（各下）而去兵防末治者加大黄（平）黄連（乂下）而去防羌蒼朮暑邪重者加香薷（乂下）連翹木瓜（下）防己（平）而去羌活防兵蒼濕氣重者加半夏陳皮澤瀉（乂各下）以治之也

三陰脚氣

茯苓（乂下）苡仁（彔）腹皮（平）防己（平）澤瀉（下）羌活（下）姜皮（下）以其邪在三陰故不用重濁之藥恐傷元氣以難清之劑化濕熱耳初起者當加干葛（平）而去腹皮中加木瓜（下）以去羌防腹皮陽虛者加人參（平）白朮（平）附

子肉桂分各五而去腹皮姜防己以益水不足而命門火不歸原以金匱腎氣丸常服

·脚氣

癲狂

本來無病卒然而癲陡然而狂有全愈者有愈而復發者亦有終身不愈者乃情志所感有陰陽之分也病屬五藏為癲〻為陰症〻難愈病屬六府為狂〻為陽症〻易愈凡有所觸故易發也

夫癲者顛呆不語〻則惑亂前後無緒或清或亂乍正乍邪或坐或立或眠或醒恍若無病惟嘆息愁悶快〻失志恐怖畏懼隨五藏受病而見症不一雖曰痰迷心竅心中有時明白忽然或亂不清初起只宜靜養調理若泥於攻痰瀉火安神鎮心及以金石水

財琥珀之藥丞服則終身必不愈矣何也蓋癲病本
志意不暢狐疑自怯思慮妄想作為差悟而自悔心
虛膽怯而多疑腎虛失志而自愧脾虛失意而不樂
肺虛多憂而悲苦肝虛抑鬱而善怒是皆五臟之神
志先虛神明受病雖有痰有火實不足之虛病也宜
補不宜瀉只以後方主治可保無虞也
蓋陰癲之病　棗仁炒　菖蒲平　當歸炒　天麻炒　遠志下
茯神下　甘草平　柏子仁平　本因心虛神困以生棗仁
寧之菖蒲醒之肝虛血少以當歸補之天麻平之腎
之神為志遠志溫之脾之神為意茯神益之甘草和

之肺之神爲魄栢乎仁潤之皆補五藏之神補中有漏何慮痰火之不清邪如火盛者加羚角與連各下鬱痰鬱氣爲根者加鬱金橘紅各下貝母下如元氣虛而兼之久遠不愈者加人參下去菖而血虛者加川芎一錢以治之

癲狂

夫狂者狂妄罵詈一刻不寧登高上屋步走如履平素不能者能之此內經陽明篇中所悲也正謂六府之痰氣與火有餘之症有漏無補火清即愈爲治也只宜奪食以汗吐下三法治之使胃與大腸之火一清肢体虛倦而愈何也狂妄之病起於暴怒鬱怒

傷損肝木肝木生火火乘于胃胃火與肝火併發而病令人心神躁妄狂言失志不避親疎而罵詈裸体不畏寒冷奪食而不知凍餒正因陽明多氣多血之府而陽合明而亢極也忌用補藥及安神金石之劑只宜後方主治可也

陽之狂病

黄連錢 只實錢 黄芩半錢 荆芥半錢 山梔錢 薄荷錢 甘艸錢 煎十分加鐵銹錢 大黄三錢酒浸 朴硝錢 煎八分熱服 服後任其吐瀉自定不愈再服一劑自然時任其自睡只與粥飲湯三日後方可喫粥如吃旦心從容而

難愈矣本亢陽之火雖曰陽明胃與大腸六府未必不病〻可至狂其熱毒之盛可知矣即病酒後狂尚胆鬱肝逆而不知人事何况六府之病耶故以大承氣合三黃解毒而加鐵鏽者所以制之也如胸中痰涎壅逆者先用瓜蒂散吐盡上膈之痰繼服前方下盡腸胃積垢如狂甚不能服藥者以好甘遂手量虛寔增減研末不拘飲食中置之任從自吃〻後吐瀉兼至輕者即愈重者服前方一二劑即痊如人事已清心境不惑以滚痰丸臨卧服二三錢自愈如怒氣傷肝者以龍薈丸瀉之如產後血虛兼有瘀血凝於

癲狂

衝脉而狂者加歸尾紅花各半錢桃仁一錢去梔與苓而減大黄一錢如産後氣血顛病悉照顛病加減主治可也

繩孝堂錄肘後全書

痿症

痿之與痺二症天渊痿本虚症有補無瀉雖久痿於牀褥者其形神絶無病狀惟軟而無力起居自療行步艱難並無痛楚也若夫痺症乃不足中之有餘以者因風寒暑湿之氣合而為痺有瀉有補形神色脉皆枯麻木痛苦牽動艱難者也故痺病在表本風寒暑湿之感受在經絡血脉是氣血閉滯也痿病在裏屬精神氣血不足病在藏府乃氣不能充周之故治法迥異也

夫痿屬五藏内經已悉但未有治法耳其致痿之由

由於五藏精神氣血不足，非精神氣血全虛大損之比，專責陽明燥金，金燥水枯，三焦之火薰蒸而為病。以其不甚虛損，只令人氣蕩神馳，血熱火亢，精離痿軟，虛陰消中，不寐解㑊，四肢不用，起居不能，諸症各隨五藏之精神情志而見，五藏之虛痿也。其治之不同於虛勞者，以其不咳嗽，不吐血，不發寒熱，故迥異耳。

其痿症之肢体不用，精神恍惚，驚疑恐怖，然久而不死者何也？以痿者萎也，一如草木失於培植澆灌，久晴而失雨露之滋，久雨而解陽和之德，則枝葉枯槁傾垂在根本實未虧損一得雨露栽培之力依然欣發向榮也凡痿病起居違常飲食如故標症雖多其精神氣血生机不絶故雖久病可愈不與虚勞同之

耳

痿病之因由於精神氣血不足必兼虚火偏先使人心虚胆怯情志抑鬱致五藏之真陰先虧六府之亢陽偏盛甚則神不能藏精不能固汗不能斂火不能歸陽絡滿而陰絡虚肢体散解神志紊亂三消中滿眩暈而煩躁不寐魄汗遺精夢與鬼交諸病悉生故

痿症

内經治痿之法獨取陽明燥金爲病所謂肺熱葉焦

一如枝葉枯燥之義以不能化營衛而潤宗筋致宗筋緩縱機關不利而筋膜陰維陰蹻不能維持便捷遂成虛痿惟痿症之色脉如常者火色也脉多浮數洪滑而有力或軟弱無力不甚虛濡者其生機尚在也

虛痿主方

茯神下　棗仁炙　麥冬半下　知母半下　生地禾　黃栢本　五味下　山藥下

臨臥服。蓋陽明燥金與三焦之火併病致心不寧而神無主持方生痿頓自困之疾故用神東先安其神魂肺熱則本體心燥水源先竭而以麥冬知毋地清金潤燥水不足故三焦之火遊行于藏府而見症不一故以知柏壯水制火用五味山藥者所以固精神元氣清補而收斂也心虛則包絡之火偏盛脉必洪大面赤而煩躁不寐消渴引飲而盜汗周身煩痛夢魂不安此肺痿也加生地衣麥冬竹黃連衣臨睡服安神丸早服六味米肺虛則金水之源先弛脉必虛微而濡數面白唇紅畏熱怯風嗌乾而魄汗不斂痰嗽音嘶遺精煩渴此肺痿也加麥冬衣參料去柏減東早服六味晚服金水脾虛則萬物不生四肢痿頹面黃浮腫脉必緩弱無神微細無力者是脾弱

痿症

而兼有湿痰也加参术芪斛各些而去地麦五味知與黄栢脉若洪数或缓弱有力兼噎雜惡心中消体肥而肢倦陽明胃經燥火自病也加参連芪各些而去麦知五味空心服滋生丸臨睡服養心丸肝虚則血少必木燥内熱而筋枯脉必虚弦急数驚恐多疑胆怯不寐目昏頭眩筋急爪枯肢細傳筋白淫遺滑此為筋痿加滕瓜菊熟地去生地考五味早服虎潛丸晚服安神丸腎枯則水枯髓竭腰膝酸軟脉多微弱而濡数而腿無力陽事易舉而精滑小便頻数淋濁秘結此為骨痿加参杞歸各些而去生地神麦空

心服固精丸或大造丸，臨睡服集靈膏，是治痿之大法也。

痿症

夢遺精滑

精氣神人身至寶爲立命之基本先天無形之靈氣可以延生益壽一洩有形落於後天便難以收藏也精本有形何以言無形之靈氣蓋所云腎藏者精耳非謂其能藏有形有質之精也蓋精當未遺之先本心經之神一動是爲君火而腎經之相火應之所謂火者非火即坎中生陽之氣也此氣即精之氣如雲蒸之氣凡天欲下雨先從地下生雲氣遶天而散即無雨若雲氣不遶即化爲雨矣人身子後陽生坎中之生氣必應應則少火從之精氣自生生則從尾閭

此論發人所未發真出一頭地也

由夾脊至頂門而化爲精髓故腦爲髓海是也若陰中生陽之氣一虛于後生氣雖應而不能上達泥丸中途漏洩即有夢遺滑精之恙也初則五藏之神猶足隨機而有夢久久玉門不固隨舉隨滑日久虛極竟以白晝而自滑矣

精本養命之源然遺滑而不死者賴其生機不絕故也有所生因有所遺滑者非遺其已成之精是遺其即時所生之精故生机在而不死也若盡損之人陽痿日久並無遺精之患而與死爲鄰者由其生機之竭絕也

精氣神本虛無之靈物彼此必相生相因以為常若三者之中一物病尚可延去若二物病則一物不能孤主而危矣所謂精生氣〻生神〻又生精〻〻不息若思慮傷神〻耗則氣必先散氣散則不能固而精自離若房勞縱慾則傷精〻敗則神枯〻神枯則氣散若傷勞竭力則傷氣〻傷則神不能獨藏而自耗矣

．智遠蓮鬚葉茯神山萸五味蘗相親櫻膏代蜜為丸服遺滑能平固本名　此固本丸方也

夢遺

其而尺不靜心脈細滑而數或六脈重微〻而滑數

或数而無力是滑遺之候也

遺滑須當神棗參味和遠志果通神黄芪山藥相為使早晚煎吞固本靈

通治遺精主方

棗仁二錢 茯神二錢 遠志一錢 五味子十粒 人參一錢 黄芪一錢 山藥二錢 早晚煎服即送丸藥二錢

萬物所生本於一氣氣本無形可以透巔頂可以散四肢是純陽之清氣也而精氣不固由於神明不清故以棗遠神味先安五藏之神而佐參芪山藥以固五藏之元氣神氣一足其精自固須与固本丸兼服

固精丸　茯神二兩　山藥一兩　遠志一兩　益智一兩　連鬚二兩

山萸肉五錢　五味一兩　黃柏炒　真金櫻子煎膠代蜜丸，早晚

同煎劑送下。吐能防水，故用酸以固精，若以瀉火

此氣分藥也，為固精之要劑。不用地黃、知母壯水之

藥者，恐助濕滑便，患遺精也。如虛陰火盛，加地黃、母

一錢半、丹參、柏仁五，去茂志。心血虛而心火熾者，加地黃

麥炒、歸身、蓮子，而去茂遠、五味。心虛氣而腎氣陷者，有

遺滑不止者，加參炒、志子，而減棗。脾腎而虛，氣陷而

滑者，加朮炒、智子。脾經濕熱盛而濕痰下陷，以至遺

滑者，加半下、朮炒，而去棗味、山藥。氣血而虛，營衛不

夢遺

和遺滑甚而久不愈形神萎而飲食減者黎明服補中益氣湯以益衛氣之升發午後服歸脾湯以補營氣之滋生如腎氣虛寒而不固攝者宜服八味丸用韮子二兩炒勻十服空心酒下有少年久曠思慾不得而為夢遺者當泄不泄小腹疼痛即而不瀉不已則精滑氣陷於是白晝自出遺瀝不止腰痛乏力飲食減少此症切不可用固澁升提先宜御女一番使敗精瘀血盡行送出則相火隨清如又未愈然後清之以不愈然後溫補固澁令人一見夢遺精滑便行止澁升提貽害不淺大宜戒之

脾胃

經云：有胃氣者生，無胃氣者死。何胃氣之所關有若是之重歟？蓋胃氣者，穀氣也，即神氣也，生生不已之氣也。無論人以胃氣為本，即天地亦必藉土王用事以成四時五行，而主生長變化收藏之道。是以木無土不植，火無土不藏，金無土不生，水無土不畜。故曰：大哉坤元，萬物資生。若人脾胃一虛，則四藏無從禀受水穀之精氣，精氣日衰，生機日絕，而吾身之精神氣血何以資生，豈不殆哉！夫胃主容納，脾主健運，右胃虛不納，則水穀之精氣先竭矣；復脾虛不運，則生

脾胃

生之造化告竭矣，故脾胃而虛者不治。

脾胃為倉廩之官，無物不納，無物不運。若失飢，則胃虛，無以滋養腸胃，而傷胃家元氣；過飽則胃寔，脾氣填塞不運，而傷脾家元氣。脾胃元氣受傷，則容納轉輸之職，皆失其常度，遂至形神肌色日就尫羸，何况更兼別症乎。所以東垣以脾胃立論，諄諄告戒，良有以也。

調治之法不一。於飲食，寧少而頻，毋失饑傷飽。脾喜溫而惡寒，寧食溫煖，無用生冷；脾喜通而惡滯，寧用易消之品，毋食堅硬膩滿；脾喜燥而惡濕，寧少用茶湯酒麵，不宜過飲沉酣。脾喜香而惡臭，不妨辛香燕炒之物，毋食餒惡臭敗。脾主信，飲食必須准節，毋致重皆勉強。但人生成稟性，各有不同，脾胃有虛寒厚薄。偏寒偏熱之不等。若臨症治病。必先審脾胃氣，何如無論治脾胃之本病，即別經之雜症，亦必先照顧調理。 脾胃，脾胃健旺。則病易退，而速効也。

今以脾胃之元氣，至虛又兼各藏兼虛而病，於各門所未備者，詳列于後。

肺之脾胃虛脉症者。以毋能令子虛，因脾胃之元氣先虛，而水穀之精氣，不能上歸于肺，則子失母而致

脾胃

虛。所以容顏萎白，自汗煩渴，飲食梗塞，痰唾稠粘，胸中氣滿，而喘咳不定，不思飲食，食而無味，肢骸倦怠，六脈虛微而緩弱，以清補為主。石斛(乎) 黃芪(卞) 茯苓(壯卞) 橘紅(乎) 人參(壯卞) 紫苑(壯卞) 桑皮(乎) 五味(卞) 以斛芪苓橘和脾胃而助營化之力，參苑桑味保肺經以理喘咳之患也。

心之脾胃虛脈症者，蓋因多思則脾氣鬱結，多慮則神氣耗散，二經元氣一虛，則心不能生血，脾不能統運，於是便紅下脫，肢体困乏，而色萎黃，精神恍惚，體中否滿不舒，飲食無味，煩熱舌乾，六脈虛微而數。

宜補益心脾之營氣用歸脾湯加龍眼肉去當以和之人參二錢黃芪錢白朮錢當歸二錢遠志五分炙草五分龍眼肉錢益智仁二錢茯神錢棗仁錢虛則補其母歸遠參神圓肉補心血益心氣以安神參朮芪甘益智補脾元益胃氣以和營衛也

肝之脾胃虛脉症者以甲胆乙肝為發生之始以應春升之氣令已脾戊胃為資生之本以應四季之寄旺二經元氣不足則甲胆春升之令不能從左而升戊胃清陽之氣不能從右而達清氣反陷則生䐜脹飧泄四肢倦怠語言懶怯六脉微弱或弱而虛數以

脾胃

補中益氣增損其間以治之

人參錢 黃芪錢 白术錢半 當歸錢半 橘紅錢 升麻五分
柴胡錢 甘草錢 生姜一片 大棗四枚 如木臨土倍清氣
陷而下泄加术錢 防錢 桂枝五分 而減歸 如惡心有
痰留中痞滿加半夏錢 橘錢 以去歸 如有血者加白
芍錢 炒荊錢 以治之

腎之脾胃虧脉症者因腎為先天之本乃生氣之根
源脾為後天之本主營衛之造化腎氣一虧則根本
不固門戶不謹而為滑泄小便頻數大便不快腰樞
墜痛飲食減少不能消化中脘否結清氣下泄或時

便血六脉微弱而濡軟者

人參炒 白术炒 骨脂手 五味手 肉果卞 茯苓卞 砂仁五 杜仲手 用五味肉果以固門户人參白术以補元氣茯苓砂仁以和脾胃宜與五泄瀉痢門參考兼服八味丸六神丸而久瀉不止加升麻手

大便血加酒炒白芍炒

脾胃

疝氣

積土為山，積氣為疝，疝之取義，因氣之所積，久而不散，日積月累，似土之久積而成形也。本無形，蓋假之氣隨所積之處便痛。痛時便有形狀可徵，雖有五藏之疝，總屬氣為根耳。

若氣能散者，不名為疝，以其能積不能散，所以為疝耳。但所痛不同，所見形症不一，新久寒熱不等，宜隨症而分治也。

疝氣

內經言五藏皆有疝，不拘定于一經，以其寒久可以化熱，濕久亦鬱而為熱，在新久傳化不同，學者當擴而充之義無窮矣。
婦人病症氣者甚多，但醫家雖知爲症，礙於俗而不敢言耳，故婦人心痛病者，必依五藏之症氣主治方能奏効也。

症氣初起，未有不因坐卧寒湿之地，及涉水臨湿而成，久久其氣日積日鬱，化爲湿热，現症多端，各書已辨七症之名，併悉治法矣，今只以五藏之症詳列於後。

肺症者，肺家形寒飲冷所至，其氣閉。而不散，見症有三。一曰肺痺，痺則氣閉不通。似喘非喘，咽嗌不利，此痺也，非痂也。二曰息賁，賁則肺氣不能下降，日積月累而成，胸中若有物礙，上下不通而閉塞，語言蹇澀而不利，是息賁也，非痂也。三曰肺痂，肺痂者吸呼之氣息粗，胸臆之間梗塞而痛，呼吸而痛，則為痂，不痛則為息賁及痺氣耳。其名有似是而別，肺痂之脈氣口弦急者，方以痂治，大略病肺痂者甚少，宜清散之藥主治。

心痂者，心境鬱久，懷抱不舒，致正氣日衰，鬱結之氣日盛，略有拂鬱膻中，窘迫如裂而痛，痛則四肢厥冷，汗出如浴，左寸與關沉而弦急。以溫散之藥主治。

脾疝者，其氣從下而冲上，脹滿而作痛，痛則嘔吐清水痰涎苦水之類。脉則兩關弦急，而或沉滑。以化湿熱、理痰氣之藥主治。

肝疝者，陰囊腫硬，赤痛，痛連五區，以厥陰之脉絡於陰器，其氣積而為疝。若發寒熱，傳為囊癰，其脉弦而急數。以清散分利之劑主治。

腎疝者，大約房勞多慾之人，裡氣先虛，寒湿得而侵內，久鬱為疝。其痛如連腰腎，陰墜，其脉沉濡或細澀而濡軟，宜温補之，山佐分清之藥主治。以上五疝，以後方對症增減而治，又當與方書七疝相參。

通治諸疝

陳皮(二錢)半夏(二錢)延胡(半錢)蘇川練子(錢)蘇葉(錢)猪苓(錢)
生姜(三片是和)如肺疝加桑杏(半各錢)只殼(錢)而去延胡川練氣
虛久病加炮(半錢)蘇子苓車(各錢)而去延練蘇猪以減半(半錢)
若心疝者加當歸(各二錢)丹參(二錢)益智(二錢)以去猪蘇而減
半(二錢)久病氣虛血弱加歸(二錢)參(錢)神(半錢)遠志益智菖
蒲(各五分)而去猪蘇川練以減陳(五)半(二錢)延胡(五)如濕疝
者加蒼(錢)查(二錢)如久病中氣已虛加白术(二錢)苓(半錢)砂
仁(錢)而減陳皮延練(各五分)如肝疝者加青皮柴(各錢)木香(五分)
吳茱萸查肉(二錢)以去蘇減半(半錢)至于腎疝則加茴楝

疝氣

桂各五澤半錢去蘇半而減陳錢如腎經久虛房勞不足者加骨脂桂各五分附子澤錢參半錢歸錢而去延半猪苓也大凡久病不愈者無論虛實清晨宜白湯漱口齒下無有不愈齒乃骨之餘人睡一夜口目皆閉其氣皆聚於口齒上下之垢可以補腎蓋益之以儲耳

三消

上消者屬心肺之精液虚竭腎家眞水不能上溢於華池〃〃在舌下廉泉少陰之絡系於舌本腎家精液從廉泉上潮故爲華池〃〃之水竭心肺之火熾渴欲引飲自救所飲甚多所解反少故謂之上消也心肺之脉洪數有力者爲熱甚如有餘當以芩連花粉玄參之類瀉火爲先若日久而水金之元氣竭心肺之脉微弱而虛數者以地知母參味之潤劑補之也

三消

中消者陽明燥金自病胃中精液燥竭刻〃如饑〃

則必食〻則又苦脹滿又嘈雜難忍謂之食㑊不同
多食而生精神愈食而愈加消之倦怠故曰多食愈
飢虛是也飲食津液無當處所解大便則有恨謂之
中消也若初起營衛未為大虛六脉必洪滑而數〻
而有力以芩連硝黃苦寒之劑瀉之若日久營氣已
虛六脉數而無力以參芪知母石羔清補之劑平之
也
下消者腎素房勞太過真水竭而虛熱甚膀胱為州
都之官津液藏焉三焦為決瀆之官水道出焉因腎
虛則水道津液皆涸渴而如脂膏膩〻不滲急壓試

解〻則不多頻數無度逼迫梗塞煩渴形神皆萎脉多濡數不外壯水滋陰以生津地黄天麥二冬壯天一之水清金水之源

三消

通治三消主方

生地[illegible]麥冬[illegible]知母

虛損

名正則言順虛損症謂之怯病怯者滄滄軟弱自怯之義此因五臟六府精神氣血有耗而不生則爲虛或在一臟而臟勞傷虧損則爲損虛則補之易爲力者也損則益之即覺難治矣然病家將息得宜醫者藥劑周咸始終可保無恙非若癆病之久遠堅固難愈之比也

腑藏各有所損致病變亂新久不同陰陽虛實見症不一須兼脉症參酌早爲察治可保無恙若綿延日久脾胃一敗生意竭絶者不治雖與癆瘵古今並稱

治法迥異，故分門析之，不至紊亂而誤治。先哲叙論立方，可謂備悉，若於後人不得其門而入耳。予今趨古分治，任意採擇。益虛損者，損壞之義，譬諸牆壁塌樑折棟，壞猶可修補者也。如勞心焦思，曲運神机，心血必耗，心氣必虧，心包之火必盛，至心神不寧而神氣散蕩，心煩壯熱，不寐怔忡，口苦舌干，盜汗遺精，小便短赤，食而無味，不食空嘈，神夢飛揚，脉多浮洪虛數，此是陰血少而神不安，以滋補之藥調理，此治心經之陰虛也。如脉微弱不數，濡數少神，困陽氣衰而神自虛，以補益之劑調理，此治心經之陽虛也。

通治心經虛損主方

茯神錢 棗仁二錢 人參半錢 當歸半錢 龍眼肉錢 丹參錢 甘草分 相偎陰血少而虛火盛加生地分 麥冬半錢 味分 而眠安神丸

心經陽氣虛而無神主持者加人參半錢 茯分 朮錢 智分 而去龍眼丹參更眠寧志丸

肺經元氣為憂愁抑鬱所傷而衛氣不密腠理不固者時有畏風怯寒之狀不咳嗽而咽嗌間淫淫欲咳面白無神䐂汗不收懈倦而懶言語言微而自怯此本經氣虛謂之陽虛也六脉必微弱或微細不激按

虛損

之無力而空以參芪溫補衛氣爲主如至申酉時而顴見紅唇紅煩咳口乾不畏風而反畏熱或痰中有紅絲夢遺精滑二便燥結六脉虛濇而不清此本經血少謂之陰虛也宜參麥清補宗營二氣爲主

通治肺經虛損主方

神棗芪雜服之安寧　人參三錢　麥冬　分　五味子分　茯神錢　棗仁分　黃芪錢　分姜雜三錢　肺經燥而津液不足爲陰虛火盛者加生地分　知母錢　而去芪減參分　肺氣虛寒喜熱惡冷元氣不足者加參三錢　芪朮各錢　炙甘分而去麥冬五味畏寒脉微者加附子去姜更宜。集靈

大造兼服也

脾經元氣虛者，因多思傷脾，或失飢過飽傷脾，脾虛胃弱，由宮宗氣不和，肢體困倦，飲食日減，肌肉消瘦，而鮮納，中滿惡心，脾家飧泄，喜熱而惡寒，睡臥不安，六脈微而緩弱，此乃營氣虛，謂之陽虛也，以溫補為先。大便秘結，嘈雜中消，多食易飢，名曰食㑊，六脈必數而不清滑而無力，此脾經陰虛也，因血虛胃熱，以清補為主。亦有因別症而傳於脾胃者，亦有脾胃先病而傳於他藏者，宜參而詳治為妙。

虛損

脾胃虛損主方

人參錢　黃芪二錢　白朮一錢　茯苓錢　當歸錢　陳皮五分　炙草錢

用之。心寧脾胃之神氣，營氣虛者謂之陽虛也，宜加益智、遠志，而脾胃之精血不足者謂之陰虛也，當加丹參二錢、歸五分、芍錢、棗仁一錢，而去芪朮，減參五分以治之。

肝虛者多因謀慮不遂，或鬱怒不發，怏怏失志，或瞻虛不快，多怯多疑，或虛寒假熱而似瘧，或淫夢驚惕而不寐，或目赤眩暈而耳鳴，經脉淋漓而妄溢。其脉虛數而弱急者為陰虛，微緩而滑者為陽虛也。

肝經虛損方

當歸二錢　棗仁一錢　茯神錢　生地一錢　膝五分　杞錢　丹參錢　人

參〤卜本經陰虛血少而內熱者加菊卜去參本經陽虛氣弱而虛寒者加參芪〤卜遠志卜而去生地丹參枸杞牛膝更宜覓潛丸寧志丸以補脈也腎與三焦虛者多因房勞不斷淫慾過度夢遺精滑白淫淋滯衝脈絕閉而不調腰脊痠弱而乏力陽虛陰萎而不振此本經氣血兩虛之症六脈多濡弱或弱而少神也

通治腎經虛損主方

熟地兩 丹皮五〻 山萸卜 茯苓卜 人參〤卜 麥卜 味二〻

虛損

脈微細而不數陽萎形神不華彩者此〻陽虛也宜

加參炒芪〻附桂朮而去麥冬五味脉虛數而有力
三焦火盛也宜加黄栢〻知母炒而陽虛者脉八味
凡陰虛者脉濟陰凡補心凡固精凡爲當也
五藏各有所主如心主神肝主血肺主氣脾主營腎
主精前文云各藏皆有精神氣血者何也以五藏雖
各具一五行而不知一藏之中各〻具一五行所以
每藏咸得稟受營氣以資生精神氣血故造化無窮
耳何也心肝脾肺腎以應火木土金水雖有分屬若
使五行各一其生殺之機則造化之理可限量矣正
以五行之中各具一五行故能肖天地而具萬殊有

生生不息之妙耳

虛損

泄瀉

泄者漏泄五臟之病也藏主於藏必五臟之元氣先盡不能固藏以致元氣下陷而為泄泄則臟氣更虛久久形神盡萎漸傳中滿腫脹益何也因病勢緩而不為早治任其泄而不自覺日深月久遂至元氣益耗也須分五臟主治有虛無定以補益為主瀉者傾瀉六府之病也六府為傳道出入之府必因内外有所觸發而瀉瀉則直傾而下勢不少停甚而完穀不化水道不分若漏脫元氣則危在旦夕當隨所感之因或外感或内傷分而施治補瀉温升無定法也瀉

之勢難緩而速然亦易愈不若滿泄之綿延歲月而難痊也

諸氣各有專司肺有咳嗽專司在肺泄瀉專司在脾胃胃為水穀之海脾為健運之官為後天資生造化之主四時無地不能生長收藏五藏無土何以資生精神氣血所以脾胃為一生之根本宜端掌所入也備令以切要者附後

心泄者每遇勞煩費心則五心煩熱小便澁澀大便欲泄而後重急迫其泄如火心脾之脉虛澁而滑者似痢非痢之狀以香連丸兼治

泄瀉

肝泄者經所謂洞泄也春令宜溫而反寒寒主收引本氣不能發生透達其生陽之氣反欝陷於脾土之下每至寅卯時腹中作响暴注而下泄若有多物之勢及泄時有限無非虛氣即肝木發生之氣也脈則虛弱無力宜升陽益氣湯而同四神丸兼治

脾泄者所謂飧泄也飧泄者本經氣虛失於營運致濁氣在上而生䐜脹清氣在下而生飧泄泄時有滲漏之義胸中否滿晝夜無常而泄泄久傳為腫脹矣六脈濡軟沉滑無力以升陽滲濕湯而同六神丸兼治

肺泄者即大腸泄也肺與大腸爲表裏肺氣虛則大腸亦虛而不能禁固時時欲去後重不已所謂滑泄是也甚有隨濁氣下陷而泄者其脉微弱無神或空大無力以升發益氣之藥同兜澁固腸丸主治

腎泄者子丑黎明而泄也腎爲門戶開竅於二陰主閉藏精氣至子後陽生其氣上升泥丸爲發生之始若本經虛寒則交子後腸鳴氣陷而泄甚至黎明又泄如是生氣日虛矣六脉必濡弱而虛或兩腎脉無根或空大搏手以溫補脾腎之藥及八味丸多服

泄瀉

通治五泄主方

参卄卜芪卄卜朮二卜茯苓卜甘草五卜煨姜卜心泄者脉必虚数而不清加炒丹参卜炒益智卜如暑天暫加吴茱炒連手肝泄者脉必浮弦或沉弦宜加柴卜升丏防卜兼以四神丸空心米湯服三四錢脾泄者六脉濡軟無力加蒼防羌各卜陳手而去芪肺泄者脉多微弱細数加参附升各五果卜兼服固本啟脾丸空心服参湯三錢腎泄者而尺必虚或微或大而無根加肉果補脂骨各卜五味子七粒兼用八味丸焙熱空心服三錢　前文所云有虚無実當知有補無瀉若用消導之藥必在脾胃元氣不虚者而後用之夫不虚則何

至於下泄哉或胸中苦苦不舒於陳皮砂仁木香之類僅可加至五分若云利水道更有不宜者泄本由於陳元氣之虛陥本非水瀉原無分理之義若用豬澤車通則元氣愈陷而愈耗矣瀉有外感者寒瀉濕瀉是也有內傷者傷入瀉生冷瀉酒積瀉濕痰瀉是也

外感瀉方

陳皮半卜 半夏卜 茯苓半卜 防風一卜 羌活卜 蘇葉卜 甘卄卜 生姜三片 而外感寒邪作瀉六脈浮緊而惡寒噁心腹痛水瀉者加枝子 猪厚朴卜 暑毒作瀉六脈虛浮而

泄瀉

數惡熱煩渴腹痛水瀉者加葛茹澄卜連本生姜二本而去羌蘇兼空心服香連丸三錢濕熱作瀉六脉滑弱無力小水不通而閉澀疼痛者加蒼术猪苓澤瀉以治之

內傷瀉方

白术本神曲炒陳皮炒半夏炒木香本厚朴卜甘草二生姜二片

內傷飲食作瀉脉必沉滑有力腹脹痛瀉宜加麥芽一錢半查本麸卜砂本而去白术兼空心姜湯下保和丸本

內傷生冷作瀉脉必沉遲沉弦腹痛噁惡

宜加蒼桂干姜砂各五煎姜湯化服蘇合香丸一丸。內傷酒積作瀉者脈必沉滑或弦滑腹痛吐惡而瀉從重有餘宜加葛平藿澤下蔻末兼空心姜湯服香蓮順氣丸录內傷痰積而瀉者脈多滑數或沉滑弦綿綿而痛痛則必瀉宜加苓半下桔苓而去术香厚朴煎空心服橘半只术丸三錢

泄瀉

喘症

喘本氣逆而不順有易愈者有終身不愈而危篤者有喘而即死者何也因肺主呼腎主吸，則氣歸于腎，為納氣之藏為人生之根本呼則氣出於肺，為司氣之藏人生之枝葉也病在枝葉則易愈雖久病不傷病在根本則難愈若再伐其根即危亡病在藏府有標本有表裏有新久有虛實有寒熱之不同必須分析明白對症調治則難者易愈若或不善調攝藥餌妄投則輕者重而重者危可不慎歟然喘則一致喘之因不同治喘之法不等今分治於後

也

如肺經而感風寒氣閉而為喘者風與寒初感其病在肺其邪尚在腠理而寸之脈必浮緊浮滑先宜疏散之藥急治其初起有餘淺輕標病以杏仁下殼下麻黃平蘇葉下桂枝手前胡下甘草手生薑言法因肺氣為寒邪所閉故用杏仁只殼辛苦之藥瀉之邪從腠理先受以麻枝蘇姜辛溫之藥解之氣閉則寬結故以前胡杏殼消之七日之後繼服後方

如肺經素有寒痰久伏於肺管之內或因風寒感觸而發或因勞碌辛苦而發或因飲食生冷之物而發

發則喉間有聲坐臥不停擡肩頡肚如此二三日頻作而喘勢方定不論男婦小兒犯此病者甚多俗謂之冷哮鹽哮此謂哮喘脉多沉而不起或沉滑而急此爲久遠本病須順氣爲主佐痰解消痰之藥治之也

杏仁一錢 橘紅八分 半夏炒 蘇葉一錢 只殼一錢 甘草五分 生姜三 桑皮一錢 因素有伏痰在肺故以杏桑瀉氣半橘消痰蘇葉疎在表之風寒只殼順至高之逆氣耳而喘定即去蘇葉只殼以減杏一錢 桑五分 加蘇炒 與苓一錢 以治之也

喘症

胃經濁氣凝痰浮火併結於中致氣肺不得下降反逆而為喘喘則喉間無聲獨氣逆否滿晝夜其脉則氣口沉弱而滑數大便閉結時時有痰其喘不定者此為胃氣有餘也若脉微弱飲食減少神色枯萎大便作薄其喘艱難而多汗者此為胃氣虛弱也宜用苓卜菀炒卜貝下橘炒卜蘇子下殼下甘下以治胃實證胃虛者加參七苓丰紫菀卜而去蘇与殼也蓋胃為水穀之海氣血俱多之府其氣逆濁而有餘宜順氣疏泄之藥治之若病久中氣已虛設減耗氣之藥而加參以益氣也

治痰壅阻碍肺氣〻不能下順而喘者其痰阻於胸由上下不通喉間無聲大便燥結口乾舌苦脉來洪滑者謂之實痰理當瀉之重則滚痰丸輕則煎劑若喉間有聲嗽〻不盡形容憔悴卧夢不寧六脉微弱而無根飲食日减大便泄瀉此為虚痰宜補之用茯苓卜橘紅八卜貝母衣蘇子禾只實卜黄連禾甘草予瓜蔞仁卜久嗽咳喘多兼内熱故用二陳以貝代半而佐連實蔞蘇之苦寒以瀉火利痰也火清痰利則順氣而喘定矣若或病久元氣已虚者减去連實瓜蔞而加麥苑各卜苓禾桑卜以治之

喘症

氣喘者因肺經之元氣自虛不待有所內外感觸而
病也其症形神虛萎自汗不寐語言不能接續飲食
無味行動則喘嗽愈增寧靜則少緩六脉虛微而欲
脫理當補益元氣為主若惡寒而喜熱飲者為陽虛
若不畏寒而喜飲冷煩渴便結者為陰虛也人參下
參冬下五味下茯苓下棗仁炒橘紅下甘草下車前下
經謂虛則補之因氣虛不能主持統布諸氣氣逆而
喘喘而欲脫矣所謂胃中氣滿喘息不便者死故陰
虛以麥味棗仁斂之陽虛以人參茯苓益之氣逆以
橘甘車前順之而有痰加貝脉微加附自汗加芪以

治之矣若疑爲有餘以前方瀉氣即死如腎氣無根不能納氣使氣有升無降而喘〻則壹火時發時止氣短不續心煩而躁神情恍惚難寐〻則驚覺自汗渴欲飲冷而不能大便或瀉或秘結六脈或空大搏手或虛微急而腎脈不應無根此症甚多若誤爲火症痰喘速其死矣後用金匱腎氣湯以人參爲君主治者人參〔錢〕熟地〔錢〕茯苓〔錢〕山藥〔錢〕萸〔錢〕肉〔錢〕丹皮〔錢〕澤瀉〔錢〕牛膝〔錢〕附子〔錢〕肉桂〔錢〕麥冬〔錢〕以六味丸爲壯水滋陰之藥加參麥以純補元氣附桂以道火歸陰膝澤以納氣歸根也凡久病大病之

喘症

後形神已脱目陷耳吊鼻煤而喘者死甚有氣上逆
火上炎六脈反有力者此燈盡復明之脈切不可用
藥所謂九候雖調形肉已脱者亦死也

八汁膏 治痰火

福蜜一斤 陳米醋一斤 扁栢葉半斤 松枝葉半斤 二様葉各加水一盌搗汁以上四味熬一炷香加水一盌澄清住火將滚五味添入攪匀熬成膏 白果肉四斤去殼 生紅東肉一斤 白蘿蔔不洗以竹刀去皮打汁 水梨半斤去心 藕半斤 以上五味各加水一盌搗爛取汁共入一處熬成膏用新磁瓶一個以膏貯内用細絹紮口日晒夜露七晝夜雨天[illegible]之足七日取進分貯小瓶紮口每日早午晚各用滚水調三五下不可間斷